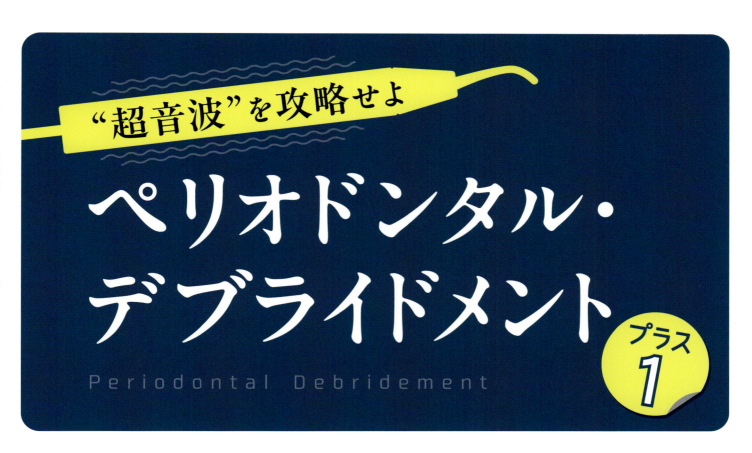

"超音波"を攻略せよ

ペリオドンタル・デブライドメント プラス1

Periodontal Debridement

編著 大野純一
著 光家由紀子・加藤雄大・倉治竜太郎

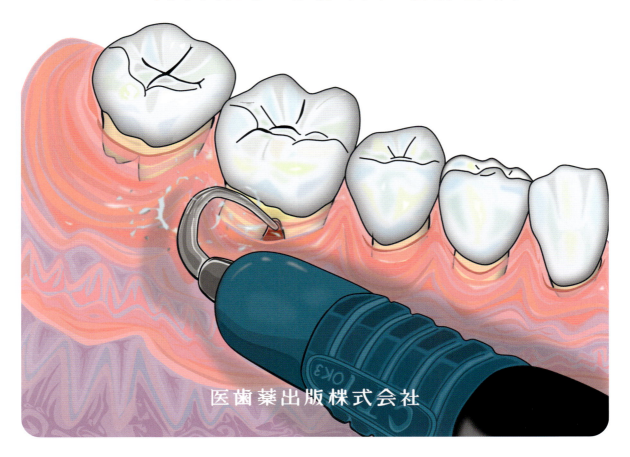

医歯薬出版株式会社

This book is originally published in Japanese
under the title of:

"CHOUONPA" WO KOURYAKU SEYO
PERIODONTAL DEBRIDEMENT
PLUS 1
（Periodontal Debridement Plus 1）

Authors:
ONO, Junichi et al.

ONO, Junichi
Ono Dental Office

ⓒ 2024 1st ed.

ISHIYAKU PUBLISHERS, INC.
  7-10, Honkomagome 1 chome, Bunkyo-ku,
  Tokyo 113-8612, Japan

まえがき

善く戦う者の勝つや，

智名も無く，勇功も無し

（孫子）

世には知られていないが

本当にすごい専門家は確かにいる．

彼らはかかりつけ医として，地味な方法で問題を解決し，

重症化する前にコントロールしている．

だから雑誌で特集されないし，

本も書かない．

でもそんなプロフェッショナルが増えていったら，

日本の歯科は世界一になれると思う．

そんな仲間達へのエールを込めて

2024年夏

講師代表　大野純一

講師顔ぶれ

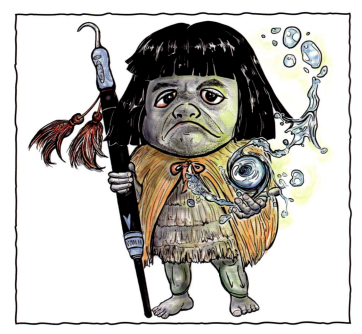

大野純一 *Junichi Ono*

オーガナイザー，第2講担当

1993年	東京歯科大学卒業 東京医科歯科大学歯科保存学教室第2講座 （〜1997年）
1996年	スウェーデンデンタルセンター勤務 （〜2003年）
1997年	スウェーデン・イエテボリ大学大学院専門医 課程（〜2001年） スウェーデン歯周病専門医認定
2001年	イエテボリ大学カリオロジー学教室客員研究員 （〜2002年）
2003年	大野歯科医院（群馬県前橋市）

＜所属学会＞
- 日本歯周病学会

＜主宰＞
- ロジカルプランニングセミナー歯周病治療担当
- メディカル・ダイアローグ

＜主な著書＞
『では，予防歯科の話をしようか マーロウ先生の北欧流レッスン』（医歯薬出版，2010年）
『患者はなぜあなたの話を聞かないのか？ メディカル・ダイアローグ入門』（医歯薬出版，2014年）

e-mail ▶ bbking3@gmail.com
facebook ▶ https://www.facebook.com/junichi.ono.52

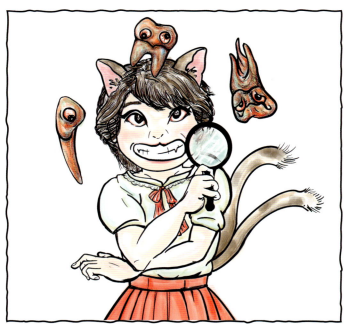

光家由紀子 *Yukiko Koke*

第1講担当

1996年	神奈川歯科大学卒業
2000年	神奈川歯科大学歯学研究科博士課程 （歯周病学）修了
2001年	神奈川歯科大学歯周病学講座 助手
2008年	神奈川歯科大学歯周病学講座 非常勤講師 （〜2015年）
2008年	ゆき歯科医院（東京都町田市）開設
2020年	神奈川歯科大学口腔解剖学分野 特任講師

＜所属学会＞
- 日本歯周病学会（認定医）

Illustrated by **Ryutaro Kuraji**

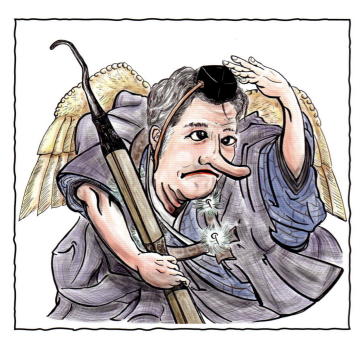

加藤雄大　*Takahiro Kato*
第3講担当

2008年　九州歯科大学卒業
2014年　スウェーデン・イエテボリ大学大学院専門医課程（～2017年）
　　　　スウェーデン歯周病専門医認定
2017年　香港大学歯学部インプラント科ITIスカラー（～2018年）
2018年　北欧歯科（福岡市中央区）勤務・院長
2021年　北欧歯科こくら（北九州市小倉北区）勤務

＜所属学会＞
- 日本歯周病学会
- European Federation of Periodontology（EFP）
- International Team for Implantology（ITI）

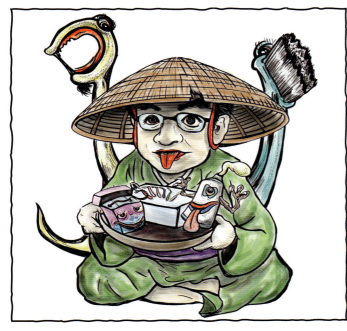

倉治竜太郎　*Ryutaro Kuraji*
第4講担当，アートディレクター

2012年　日本歯科大学生命歯学部卒業
2013年　東京医科歯科大学歯科医師臨床研修修了
2017年　日本歯科大学大学院生命歯学研究科博士課程（歯周病学）修了
　　　　日本歯科大学生命歯科学講座・生命歯学部歯周病学講座併任 助教
2019年　アメリカ・カリフォルニア大学サンフランシスコ校歯学部歯周病学分野 客員講師
2022年　日本歯科大学生命歯学部歯周病学講座 講師

＜所属学会＞
- 日本歯周病学会（歯周病専門医）
- 日本歯科保存学会
- 日本口腔インプラント学会
- American Academy of Periodontology（AAP）
- International Association for Dental Research（IADR）

＜受賞歴＞
- American Academy of Periodontology Clinical Research Award 2024
- 第38回「歯科医学を中心とした総合的な研究を推進する集い」優秀発表賞
- 第102回アメリカ歯周病学会共催日本歯周病学会 2016年大会 JSP/JACP ポスター General/Basic Research 部門最優秀賞
- 平成29年度日本歯科大学歯学会学術研究奨励賞
- 平成29年度日本歯周病学会奨励賞

目 次

まえがき 3

講師顔ぶれ 4

第0講 10

第1講　歯根形態を知ろう **11**

光家 由紀子・大野 純一

はじめに ―歯根の臨床形態学を学ぼう― 12
1　上顎前歯 12
　　1　歯根の形態 12
　　2　歯根数 13
　　3　根面溝・根面隆線の発現率 13
　　4　臨床での注意点やポイント 15
2　上顎小臼歯 16
　　1　歯根の形態 18
　　2　歯根数 18
　　3　根面溝の発現率 18
　　4　根分岐部の発現率 19
　　5　臨床での注意点やポイント 21
3　上顎大臼歯 22
　　1　歯根の形態 23
　　2　歯根数 23
　　3　陥凹の発現率 24
　　4　根分岐部 25
　　5　歯根離開度 25
　　6　臨床での注意点やポイント 26
　　　　（1）コンタクトポイントと根分岐部の位置関係 26
　　　　（2）根分岐部開口部の広さとインスツルメントの選択 26
　　　　（3）ルートトランクの長さ，根分岐部の位置 27
4　下顎前歯 28
　　1　歯根の形態 28
　　2　歯根数 30
　　3　根面溝の発現率 30
　　4　臨床での注意点やポイント 31
5　下顎小臼歯 33
　　1　歯根の形態 34
　　2　歯根数 34
　　3　根面溝の発現率 35
　　4　臨床での注意点やポイント 37

　　　　（1）根面溝の起始部 37
　　　　（2）下顎犬歯と小臼歯歯間の関係 37

6　下顎大臼歯 38
　1　歯根の形態 39
　2　歯根数 39
　3　根面溝の発現率 41
　4　根間稜 41
　5　歯根離開度 41
　6　臨床での注意点やポイント 42
　　　　（1）根分岐部開口部の広さとインスツルメントの選択 42
　　　　（2）ルートトランクの長さ，根分岐部の位置 43
　　　　（3）下顎大臼歯部歯間の関係 44

7　イレギュラーな歯根形態 45
　1　陥凹・根面溝 45
　2　口蓋側根面溝 46
　3　根間稜 47
　4　樋状根 49
　5　エナメル突起（エナメルプロジェクション，エナメル棘） 49
　6　エナメル真珠（エナメル滴） 52

8　臨床に必要な歯根形態学のまとめ 54
　　　　（1）歯根の長さ 54
　　　　（2）歯根の数 55
　　　　（3）歯根の分岐部入り口の位置 55
　　　　（4）歯根の断面形態 55
　　　　（5）80％以上の割合で根面溝が存在する部位 55

　付録　ざっくり把握　日本人の歯根形態 58
　付録動画と資料 PDF のご利用について 60

第2講　超音波インスツルメント 61
大野 純一

1　超音波インスツルメント登場の経緯 62
2　超音波インスツルメントの効果 62
　1　超音波振動 62
　2　イリゲーション（irrigation） 63
　3　キャビテーション（cavitation）とマイクロストリーミング（acoustic microstreaming）... 64
3　超音波インスツルメントの分類 65
4　チップの選択 67
　1　段階的アプローチ（Staged Approach）の理解 67
　2　スケーリングフェーズ 68
　3　デブライドメントフェーズ 68

5	パワーと注水の設定	70
6	インスツルメンテーション時の原則	70
	1 Step 1：ハンドピースの把持とレストの確保	70
	2 Step 2：チップの当て方	71
	（1）"r" コンセプト（デブライドメント時）	71
	（2）スケーリングフェーズ	72
	（3）デブライドメントフェーズ	72
	3 Step 3：チップと根面の接触角度と接触圧	73
	4 Step 4：ワーキングストローク（stroke）とモーション（motion）	74
	（1）水平ストローク	74
	（2）斜向ストローク	74
	（3）垂直ストローク	74
7	根分岐部病変に対する超音波デブライドメントの効果	75
8	その他の臨床的な留意点	76
	1 チップと機械の個体差	76
	2 チップの摩耗	77
	3 非純正チップのリスク	78
	4 患者さんの不快感	79
	おわりに	79

第3講　歯周基本治療におけるインスツルメンテーション 81

加藤 雄大・大野 純一

1	歯周炎は炎症性疾患	82
2	歯周基本治療の現実的なゴール	82
3	歯周組織の治癒	83
4	歯周基本治療の効果－"ポケット閉鎖"という概念－	83
5	歯周基本治療の有効性	85
6	インスツルメンテーションの異なる概念	86
7	デブライドメントと SRP の使い分け	88
8	インスツルメントの使用順序	89
9	歯周治療の効率化－従来法（分割法）vs 1 回法－	91
	1 1回法のメリット	91
	2 1回法のデメリット	92
	（1）口腔衛生指導の機会減少	92
	（2）痛みのコントロール	93
	（3）全身への負担	93
	3 1回法の適応症	94
10	再評価後のインスツルメンテーション	94
11	根面のマネジメントに使用されるその他の器具	95
	1 エアアブレージョン	95

　　　　2　歯科用レーザー 96

第4講　インスツルメンテーション後の治癒とその維持
─メインテナンスの誤解と常識─ 99
倉治 竜太郎・大野 純一

はじめに −メインテナンスにおける用語の問題− 100
1　メインテナンスにおける歯肉縁下デブライドメント 100
　　1　繰り返しのデブライドメントより"縁上ファースト" 100
　　2　歯肉縁下デブライドメントを行う場合 101
　　3　プラークコントロールのないメインテナンスに治療効果はあるのか？ 102
　　4　メインテナンスの中で最も大切なステップは？ 104
2　メインテナンス患者の2つのタイプ− PTP コンセプト− 105
　　1　TPT と PTP −予防管理型の歯科医院とは− 105
　　2　PTP に必要なのは？ 106
3　メインテナンスの予後に関わる留意事項 107
4　安定した歯周組織・不安定な歯周組織 108
　　1　歯周治療のゴール──すべての歯周ポケットを3mm 以下とすべきか？ 108
　　2　骨縁下欠損があると歯周病が進行する？ 109
　　　　（1）骨縁下欠損の長期予後 109
　　　　（2）骨切除や歯周組織再生療法を行ったほうが骨縁下欠損の予後は良い？ 110
　　3　根分岐部病変の予後は？ 111
5　メインテナンス環境を整備する抜歯の基準 114
　　1　メインテナンス前における抜歯の診断・判断が長期安定の鍵 114
　　2　埋伏智歯の予防的抜歯は必要か？−第二大臼歯遠心のマネジメント− 115
　　3　いわゆる「妥協的メインテナンス」について 117
6　メインテナンスのプラン 119

プラス1（補講） 122

あとがき 123

索引 124

cover & page design：株式会社アクティナワークス
cover illustration　：倉治竜太郎
illustration　　　　：塚本正幸（TDL），パント大吉

［ 第 **0** 講 ］

歯周治療とは

歯周組織における病的アタッチメントロスの予防と治療

ペリオドンタル・デブライドメントの定義

　歯の表面や歯周ポケット内の沈着物およびプラークが付着している歯石を，ルートプレーニングやスケーリングでしばしば行われる意図的なセメント質除去をすることなく，除去・破壊すること．その目的は，歯のセメント質を保存し，健康な歯周環境を維持または再構築し，非外科的な技術（例：超音波機器，レーザー機器）を使用して，軽い力によるインスツルメンテーションで歯周炎を消退させること．

　Removal or disruption of DENTAL DEPOSITS and plaque-retentive DENTAL CALCULUS from tooth surfaces and within the periodontal pocket space without deliberate removal of CEMENTUM as done in ROOT PLANING and often in DENTAL SCALING. The goal is to conserve dental cementum to help maintain or re-establish healthy periodontal environment and eliminate PERIODONTITIS by using light instrumentation strokes and nonsurgical techniques (e.g., ultrasonic, laser instruments).

——アメリカ国立医学図書館MeSH（Medical Subject Headings：医学主題用語集）より

https://www.nlm.nih.gov/mesh/meshhome.html（2024年8月アクセス）

第 1 講

歯根形態を知ろう

光家 由紀子・大野 純一

皆さんは歯根の形態にどのくらい精通していますか？
学生時代に学んだ知識を臨床に活かせていますか？
この講義では，臨床的な視点から歯根形態についてまとめていきます．

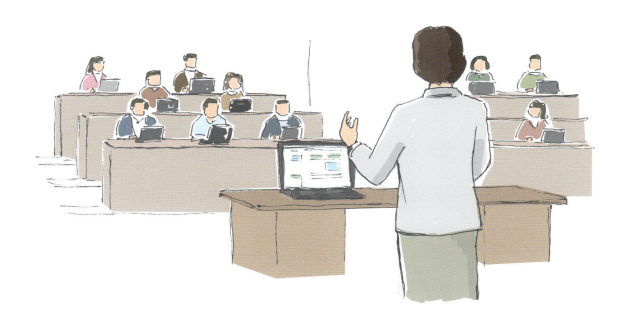

はじめに
－歯根の臨床形態学を学ぼう－

歯根形態は歯周炎の進行程度，治療の結果や予後に影響を与えます．歯根形態の情報は主に教科書や成書から得ることが多いと思いますが，人種間の差を考慮せずに海外のデータを引用しても意味はありませんし，日本人を対象とした論文や日本語の成書でも著者によって微妙にデータが異なります．

この講義のために，日本人を対象とした研究から歯根形態に関するデータを集めました[1]．まず，歯種別に歯根数，歯根長，歯根形態の特徴などについてお話ししていきます．次に，イレギュラーな歯根形態の話を少しして，最後に臨床の視点から覚えておくと便利なデータをざっくりとまとめます．

皆さんに2つほど注意してほしいことがあります．1つは，これらのデータは基本的に何らかの理由で抜歯された歯を対象に調査されたものだという事実です．なぜ抜歯されたのかについては残念ながらわかりません．さらに，歯根形態がその歯の抜去された原因にどの程度影響を与えているかを知ることはできず，あくまで推測するのみです．近年ではCBCTなどを用いて歯根形態を調べた研究も発表されていますが，放射線被曝を考えると，多くのデータを集めることには限界があると思います．

そしてもう1つは，これらのデータは平均値もしくは代表値であるということです．実際はもっとバリエーションに富んでいるであろうことを忘れないでください．とはいえ，これらの貴重なデータを知ることが臨床における診断・判断・決断の大きな助けになることは間違いないと思います．

1 上顎前歯

基本的に1根です．根面溝が比較的浅いため，根面隆線も存在しますが根面はなだらかです．しかし，時に口蓋側根面溝が存在し，深い歯周ポケットを形成する場合もあります．また，近遠心面のセメント-エナメル境の弯曲が強いので，歯石がつきやすい形状になっています．歯根の長さは，上顎犬歯が上顎中切歯・側切歯を上回ります（**表1**）[2-5]．

1 歯根の形態

上顎中切歯の歯根は，口蓋側面の幅が狭く，唇側面の幅が比較的広い，平らまたは凸状の丸みを帯びた三角錐の形状をしています（**図1，2**）．上顎側切歯の歯根は近遠心的に圧扁が強くなっていますが，唇側面は口蓋側と比較して広いので，卵円形に近い形をしています[6]（**図3，4**）．

表1 上顎前歯の歯根長（mm）

	上條[2]	藤田[3]	古田・高橋[4]	小田[5]
中切歯	11.8	12.1	12.1	14.4
側切歯	12.1	12.2	11.8	14.3
犬歯	15.6	14.5	15.8	18.5
測定位置	頬側中央，CEJ-根尖			近遠心，CEJ-根尖

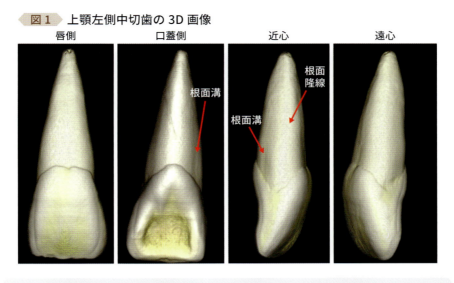

図1 上顎左側中切歯の3D画像

歯根は唇側面が広く，口蓋側面が細い．近遠心面には浅い根面溝と根面隆線が見られる

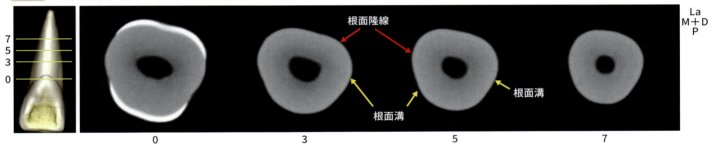

図2 上顎左側中切歯の水平CT断面像

断面は丸みを持った三角形の形状をしている．起伏の緩やかな根面隆線と浅い根面溝が見られる．数値：歯頸部からの距離（mm）

　上顎犬歯の歯根は近遠心的圧扁が明確で，近心と遠心の面積が広いのが特徴です（図5，6）．それに対して口蓋側は著しく狭く，三角形〜円錐形になっています．

2 歯根数

　上顎前歯部の歯根は単根が基本型です（表2）[2,3,7]．口蓋側根面溝（口蓋溝）が著しく発達すると，まれに2根になることもあります．

3 根面溝・根面隆線の発現率

　各根面に根面溝や根面隆線が見られますが，上顎前歯部の根面溝はどちらかと言うと陥凹に近い浅いもので，比較的起伏はなだらかです．上顎前歯群の中では側切歯と犬歯の遠心面に根面溝が発現していることが多く（表3）[2,8]，犬歯の根面溝は深い傾向があります[2]．

図3 上顎左側側切歯の3D画像

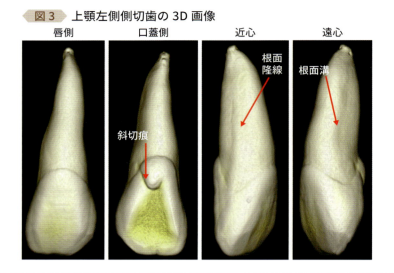

歯冠部には斜切痕があり，斜切痕とは連続しない根面溝が遠心面に見られる

図4 上顎左側側切歯の水平CT断面像

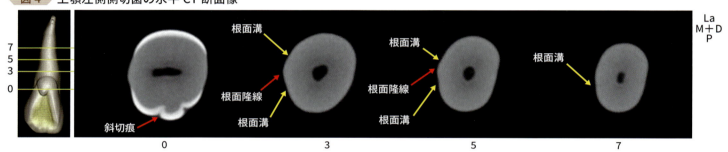

近心面には根面隆線と根面溝が見られる

図5 上顎左側犬歯の3D画像

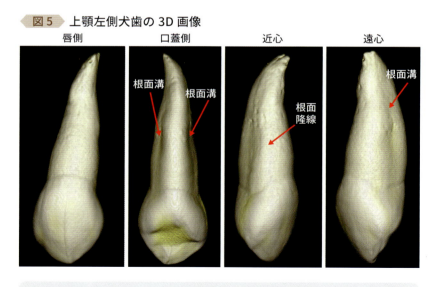

歯根は唇側面が広く，口蓋側面が細い三角形．近遠心面には根面溝と根面隆線が見られる

図6 上顎左側犬歯の水平CT断面像

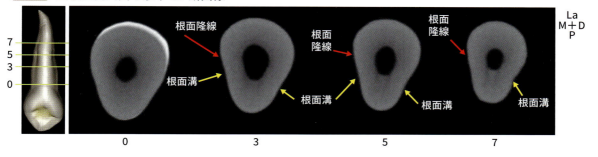

近遠心面に根面隆線と根面溝が見られる

表2 上顎前歯の歯根数の割合（%）

	歯根数	上條[2]	藤田[3]	小川[7]
中切歯	1	100	100	100
側切歯	1	100	100	100
犬歯	1	100	100	100

ただし，上顎側切歯は口蓋側根面溝の影響で極めてまれに2根に分岐する

図7 上顎側切歯の口蓋側根面溝と斜切痕の3D画像

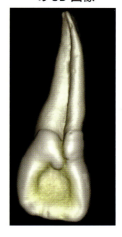

口蓋側根面溝は根尖にまで及んでいる．分岐する場合もまれにある

表3 上顎前歯における溝の発現率（%）

		上條[2]			岡本[8]		
		中切歯	側切歯	犬歯	中切歯	側切歯	犬歯
近心面	根面溝	19.2	32.6	42.8	9	26	29
	根面隆線	24	17.1	7.3	―	―	―
	平滑	56.8	50.3	50	91	74	71
遠心面	根面溝	24	58.9	71.8	8	8	54
	根面隆線	2.4	2.3	8.9	―	―	―
	平滑	73.6	38.8	19.3	92	92	46

4 臨床での注意点やポイント

　上顎側切歯では，根面溝の一種である口蓋側根面溝（口蓋溝；図7）が，歯冠部の斜切痕からつながった状態で発現します（詳細は46ページ参照）．その発現頻度は上顎中切歯では1.7%，上顎側切歯では3〜6.1%[2,8]と言われています．口蓋側根面溝がある場合は，深い歯周ポケットを形成することもあるので注意が必要です．

2 上顎小臼歯

　上顎小臼歯の歯根は頬側面および口蓋側面の幅が狭く，近遠心面の幅が広い形態です．近遠心的に強く圧扁されていて，頬舌的に縦長の楕円形です．特に，上顎第一小臼歯の歯根形態は多様性に富んでいます．陥凹・根面溝の発現率は第一・第二小臼歯とも非常に高く[2,3]，第一小臼歯のほうが溝は深いです（図8，9）．歯根の長さは両小臼歯ともほぼ同じです（表4）[2-5]．

　ほぼすべての上顎第一小臼歯の近心根面には陥凹が認められます[2,3]．近心根面溝と遠心根面溝の深さを比べると，近心根面溝のほうが深いと報告されています[2]．この深い溝の影響で単根から複根まで歯根形態はさまざまですが[8]（図10），根面溝が深い場合は2根に分岐する割合が高くなり，3根になることもあります．また，陥凹・根面溝は歯根形態を左右するだけではなく，根管形態にも影響を与え，単根の上顎第一小臼歯では約80％が2根管を有します．

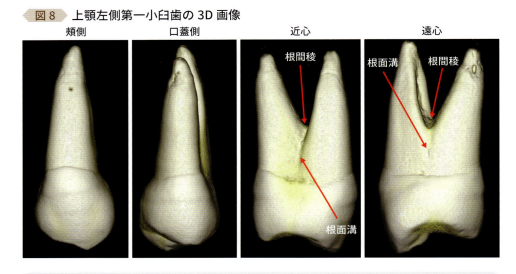

図8　上顎左側第一小臼歯の3D画像

歯根は近遠心的に強く圧扁され，頬舌的に縦長の楕円形．根分岐部には根間稜が認められる．近遠心面には深い根面溝と根面隆線が見られる

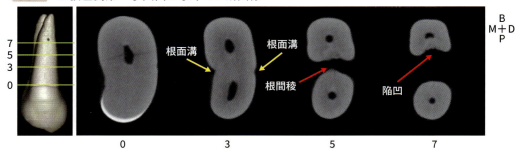

図9　上顎左側第一小臼歯の水平CT断面像

近遠心面に根面隆線と根面溝があり，頬側根内面には陥凹がある

表4 上顎小臼歯の歯根長（mm）

	上條[2]	藤田[3]	古田・高橋[4]	小田[5]
第一小臼歯	12.3	12.2	12.2	14
第二小臼歯	12.7	13.1	13.41	14
測定位置	頰側中央，CEJ-根尖			CEJ-根尖

図10 上顎小臼歯のさまざまな歯根形態（近遠心方向からの3D画像および水平CT断面像）

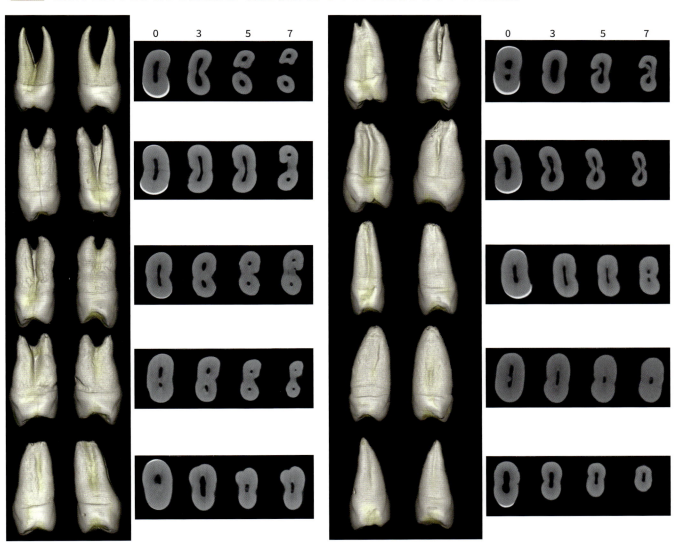

図11 Turnerの分類による上顎小臼歯の歯根形態（Turner 1981）[10]

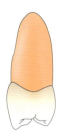 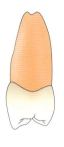 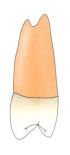 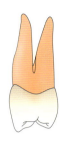 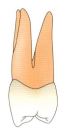

Class a
単根単根尖

Class b
単根小2根尖

Class c
単根分岐根尖
（頬側根長の
1/4〜1/3以下の
分岐）

Class d
2根
（頬側根長の
1/4〜1/3を
超える分岐）

Class e
3根
（頬側2根と
口蓋根）

表5 Turnerの分類による上顎小臼歯の歯根形態率（%）

	Peiris[9]					中澤[11]					小川[12]				
Class	a	b	c	d	e	a	b	c	d	e	a	b	c	d	e
第一小臼歯	48.1	28.5	11.1	11.1	1.2	53	18	10	17.5	1.5	61.1	4.1	9	24.3	1.5
第二小臼歯	96.7	3.3	—	—	—	91.5	5	2	1.5	—	95.9	0.7	1.1	2.3	—

1 歯根の形態

Peiris[9]は，上顎小臼歯の歯根形態をTurnerの改変方法（図11）[10]で分類しています．上顎第一小臼歯では単根単根尖のClass aの割合が50％前後と最も高いものの，Class b〜eも認められ，歯根形態はバリエーションに富んでいます（表5）[9,11,12]．上顎第二小臼歯においては，90％以上がClass aに分類されます．

2 歯根数

上顎小臼歯の歯根数を表6 [8,9,11-14]に示します．上顎第一小臼歯では最も多いのが単根で，最も少ないのは3根（図12）です．上顎第二小臼歯はほとんどが単根です．

3 根面溝の発現率

上顎小臼歯の根面溝発現率を表7 [2,8,13,15,16]に示します．上顎第一小臼歯近心面の90％以上に根面溝が発現します．溝と歯周病変の関連性については多くの報告があります[17-19]．

上顎第二小臼歯は近遠心的に強く圧扁されています（図13，14）．上條[2]，岡本[8]の調査では，約95％の遠心面に陥凹，根面溝が認められ（表7），近遠心根面溝の深さを比べると遠心根面溝のほうが深くなっています．上顎第一小臼歯と比べると溝は浅いため，歯根形態に大きな影響を与えず，95％以上が単根です[2,11]．

表6 上顎小臼歯の歯根数の割合（%）

		岡本[8]	Peiris[9]	中澤[11]	小川[12]	四倉[13]	葭内[14]
第一小臼歯	単根	77.5	87.7	81	74.2	57.06	63
	2根	21.8	11.1	17.5	24.3	42.75	37
	3根	0.8	1.2	1.5	1.5	0.19	—
第二小臼歯	単根	97.4	100	98.5	97.7	95.94	98.7
	2根	2.6	—	1.5	2.3	4.06	1.3
	3根	0.03	—	—	—	—	—

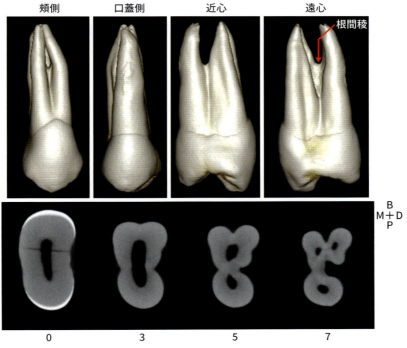

図12 3根を有する上顎左側第一小臼歯の3D画像および水平CT断面像

頬側根に深い根面溝があり，根尖側1/3の位置で歯根が分岐している．分岐部には根間稜も認められる

4 根分岐部の発現率

　小臼歯にも根分岐部が存在します．2根以上の上顎第一小臼歯は約半数（表8）[2,3,8,11,12,20]と言われています．また分岐部には根間稜が認められます（図8）．

　鈴木ら[21]は根分岐部の位置は調査していませんが，X線写真上で複根性と思われる上顎第一小臼歯の発現率と根分岐部病変の頻度を調査したところ，複根の発現率は29%（772歯中224本）で，このうち11.6%に根分岐部病変が認められたと報告しています．

表7 上顎小臼歯における根面溝の発現率（%）

		上條[2]	岡本[8]	四倉[13]	松丸[15]	白数[16]
第一小臼歯	平坦	0	4.9	0	6.6	3.4
	近心溝のみ	11.6	11.3	29.4	17.9	20.7
	遠心溝のみ	0	3.6	0	0	0
	近遠心溝	88.4	80.2	70.6	73.6	72.4
	近遠心頬側溝	—	—	—	1.9	3.4
第二小臼歯	平坦	4.7	2.2	3.9		
	近心溝のみ	1.9	2.6	33.8		
	遠心溝のみ	32.1	24.8	0		
	近遠心溝	61.3	66.9	62.3		
	近遠心頬側溝	—	3.5	—		

図13 上顎左側第二小臼歯の3D画像

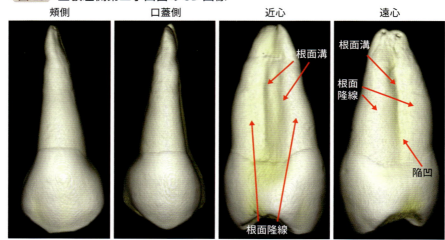

歯根は近遠心的に強く圧扁され，頬舌的に縦長の楕円形．近遠心面には根面溝と根面隆線が見られる

図14 上顎左側第二小臼歯の水平CT断面像

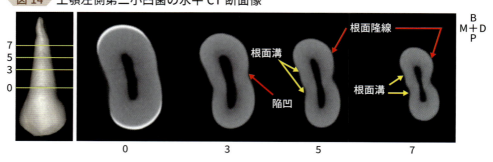

近遠心面に根面隆線と根面溝，遠心面に陥凹がある

表8 上顎小臼歯の分岐部の発現率（％）

			上條[2]	藤田[3]	岡本[8]	中澤[11]	小川[12]	奥村[20]
第一小臼歯	単根	分岐なし	58.0	59.0	77.5	53.0	65.2	37.2
		根尖分岐						10.7
		根の1/4で分岐			7.8			
	2根	根の1/3で分岐			6.3*		9.0	
		根1/2で分岐	18.5	23.0	2.6**	28.0	24.3	16.8
		根の1/2以上で分岐	8.4	18.0	4.9	17.5		29.6
		その他			0.2			
	3根		15.1	0.5	0.8	1.5	1.5	5.7
第二小臼歯	単根					91.5		92.9
	2根	根尖分岐						0.9
		根の1/2以下で分岐				7.0		1.7
		根の1/2以上で分岐				1.5		4.4

*根の1/3～1/4以下で分岐　　**根の1/3～1/4以上で分岐

図15 上顎左側犬歯および小臼歯の関係

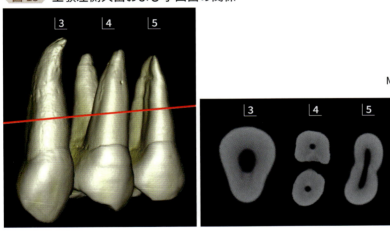

各歯根には根面溝があることに加え，第一小臼歯の形態はバリエーションに富んでいるため，歯間はインスツルメントのアクセスが困難である

5 臨床での注意点やポイント

　上顎第一小臼歯の根面溝と歯周病の関連について，松丸ら[15]は抜去歯の研究で，Zhaoら[22]はCBCTを用いて報告しています．Fanら[23]は，近心面の有病率と凹面の程度は根の数とともに増加すると報告しています．多根性の確定診断はX線コンピューター断層撮影法が最も有効です．一般臨床において広く使われている口内法では，鈴木ら[21]が25°偏近心投影法が有効と報告しています．

　溝の出発点の33.3％が歯頸部寄り1/3の位置の高さで発現し，そのうちの過半数が歯根の2/3以上に達し，66.7％は歯頸部寄り1/3より根尖側から始まっているという報告があります[15]．また，溝の形状は平坦に近いものが46.5％，浅い船底形が39.4％，V字形が14.1％と報告されています[15]．したがって，歯周治療時には，プロービング値がCEJより5mm以上の場合の30％では，溝の存在に留意すべきでしょう．上顎犬歯遠心面では約70％で根面溝があり，第一小臼歯近心面では約90％で根面溝が認められます．犬歯と第一小臼歯との間に歯周ポケットや骨欠損が生じると，インスツルメンテーションがかなり困難ですので注意が必要です（図15）．

3 上顎大臼歯

　上顎大臼歯の基本形は3根です（図16〜19）．第二大臼歯になると歯根離開度が小さくなり，密着・癒合した根の割合が増えます．上顎第二大臼歯の癒合率は人種間で大きな差があり，日本人は高い割合で歯根の癒合が起こるという報告[24]があります．

　もう1つ日本人に特徴的なのは，第一大臼歯の口蓋根内面に隆起が存在することがあるということです（図20，表9）[25]．歯根表面には陥凹や根面溝があり，さらに根間稜も発達しており，インスツルメントのアクセスが非常に困難です．歯根の長さは上顎第一・第二大臼歯ともほぼ同じです（表10）[2-5,26]．

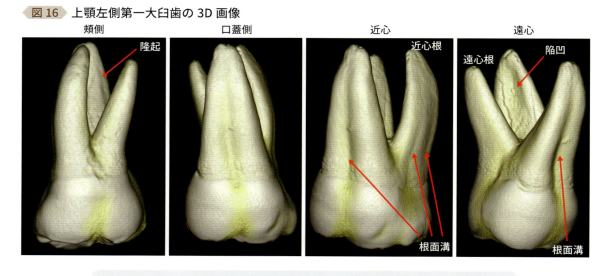

図16 上顎左側第一大臼歯の3D画像

近心根や口蓋根の外側面には根面溝が認められ，口蓋根内面には隆起が見られる

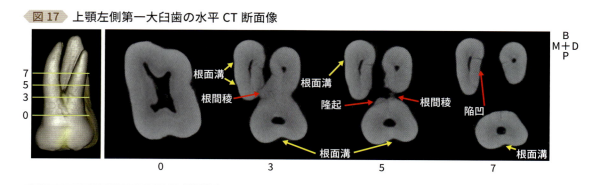

図17 上顎左側第一大臼歯の水平CT断面像

各根の外側面には陥凹や根面溝が認められる．頰側2根の内面には陥凹があるが，口蓋根内面には隆起が認められる

1 歯根の形態

頬側根,特に近心頬側根は近遠心的に強く圧扁しており,近心頬側根内面には90%以上の割合で陥凹や根面溝が存在しています[25].すなわち,上顎第一大臼歯の根分岐部病変のインスツルメンテーションは,近心根内面の溝を触るつもりで行うべきでしょう.口蓋根は頬舌的に若干圧扁されていますが,三角形に近い形状をしています.口蓋根の外側面には溝があります.

2 歯根数

上顎大臼歯の歯根数を表11に示します[2,3,24,27].上顎第一大臼歯はほぼ3根ですが,4根の場合もまれにあります.上顎第二大臼歯は癒合率が高いので2根や単根となることも多く,3根の割合は約65%です.

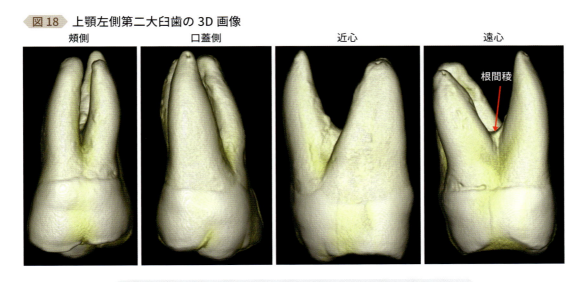

図18 上顎左側第二大臼歯の3D画像

頬側根の離開度は小さく,歯根間の幅は狭い.根間稜も認められる

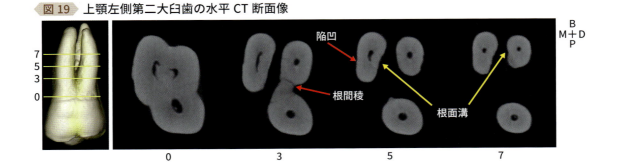

図19 上顎左側第二大臼歯の水平CT断面像

頬側根の内側面には陥凹や根面溝が認められる.根間稜が存在している

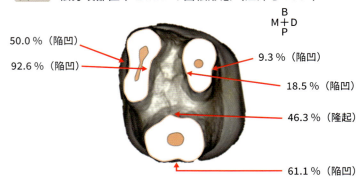

図20 根分岐部直下2mmの歯根形態（江澤ら 1987）[25]

上顎第一大臼歯の根分岐部直下2mmにおいては各歯根の内面や外面に隆起や陥凹が認められる

表9 上顎大臼歯における陥凹の発現率（％）（江澤 1987）[25]

第一大臼歯	近心根内面	近心根外面	遠心根内面	遠心根外面	口蓋根外面	口蓋根内側の凸
分岐部直下2mm	92.6	50	18.5	9.3	61.1	46.3
分岐部直下4mm	81.5	63	14.8	9.3	44.4	13.0
第二大臼歯	近心根内面	近心根外面	遠心根内面	遠心根外面	口蓋根外面	口蓋根内側
分岐部直下2mm	93.8	81.3	43.8	44.4	25.0	0.0
分岐部直下4mm	76.2	47.6	19	4.8	23.8	10.0

表10 上顎大臼歯の歯根長（mm）

	上條[2]	藤田[3]	古田・高橋[4]	小田[5]	水上・吉松[26]
第一大臼歯	11.5（13.4）	12	11.9	14.1	近心頬側根 11.9±1.9 遠心頬側根 10.6±1.8
第二大臼歯	11.6（12.7）	11.5	12.58	13.7	
測定位置	頬側中央，CEJ-根尖			隣接面，CEJ-根尖	CBCT，CEJ-根尖

カッコ内は最大歯根長径

3 陥凹の発現率

　上顎大臼歯の陥凹発現率を表9[25]に示します．

　上顎第一大臼歯において，根分岐部2mm直下では頬側近心根外面で50％，内面で92.6％，口蓋根外面で61.1％の頻度で陥凹が存在します（図20）[25]．また，日本人に特徴的な点として口蓋根の内面は凸状形態をしており，その発現率は46.3％です．上顎第二大臼歯の根分岐部2mm直下では，頬側近心根外面で81.3％，内面で93.8％，頬側遠心根外面で44.4％，内面で43.8％，口蓋根外面で25％に陥凹が見られます．

　第二大臼歯は頬側根が癒合しているとその部分も溝となるので，注意が必要です．

表11 上顎大臼歯の歯根数の割合（%）

		上條[2]	藤田[3]	中澤[24]	小川[27]
第一大臼歯	1根	1.8	0	0.9	0
	2根	3.6	0	4.5	0
	3根	94.6	100	94.4	99.6
	4根	—	0	0.2	0.4
	癒合率	4.4	—	5.2	9.5
第二大臼歯	1根	15.5	16	19.2	6.1
	2根	17.4	20	24.2	6.1
	3根	67.2	64	55.3	85.7
	4根	—	1	1.4	2
	癒合率	19.1	—	43.7	57.6

表12 上顎大臼歯頬側根における離開度の割合（%）（数値は上條 1962）[2]

	V字形	平行	密着	癒着・癒合
第一大臼歯	67.3	27.4	0.9	4.4
第二大臼歯	20.9	53	7	19.1

4 根分岐部

根分岐部の根間稜（図18，55）は，上顎大臼歯ではY字状になっています．

5 歯根離開度

歯根離開度は根分岐部入り口の環境に直結します．上顎第一大臼歯の67.3%がV字形ですが，上顎第二大臼歯では平行型が53%と歯根離開度が小さくなり，さらに密着・癒合した歯根が26.1%に発現します（表12）[2]．

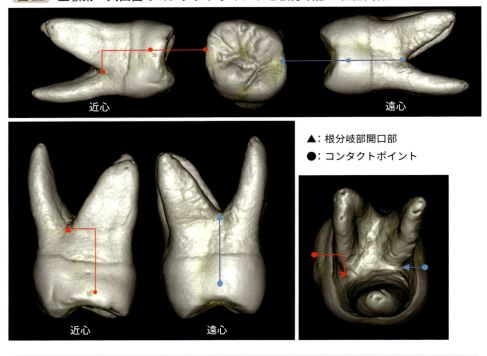

図21 上顎第一大臼歯のコンタクトポイントと根分岐部の位置関係

▲：根分岐部開口部
●：コンタクトポイント

近心では根分岐部はコンタクトポイントよりも口蓋側寄りに存在し，遠心ではコンタクトポイント直下に位置する

6 臨床での注意点やポイント

（1）コンタクトポイントと根分岐部の位置関係

図21に上顎第一大臼歯のコンタクトポイントと根分岐部の位置を示します．近心コンタクトポイントは頬側寄りに存在し，近心根分岐部は口蓋側寄り1/3に存在する場合が多いため，インスツルメントやファーケーションプローブは口蓋側よりアクセスする必要があります．

また，遠心コンタクトポイントは歯冠中央に位置し，遠心根分岐部はコンタクトポイント直下に存在します．したがって，ファーケーションプローブは頬側と口蓋側の両方からアクセスを試みることが大切ですが，頬側根の離開度が大きい場合は遠心根に角度が付くため，遠心根分岐部へのアクセスは口蓋側からのほうが容易な場合があります．

（2）根分岐部開口部の広さとインスツルメントの選択

ミシガン大学に保管されていた抜去歯のデータ[28]によると，第一大臼歯の頬側根分岐部の開口部は0.63〜1.04 mmと非常に狭く，手用インスツルメントの幅によっては根分岐部に到達しません（図22）．

アジア人のデータ（表13）[29]ですが，一般的に使用されている手用インスツルメントの幅0.75 mmを基準にして根分岐部入り口の直径が測定されています．結果は頬側分岐部で79％，近心分岐部で39％，遠心分岐部で43％が0.75 mmよりも入り口は狭いことが判明しました（図23）．このことから，部位に応じたインスツルメントの選択が必要になることがわかります．

図22 第一大臼歯根分岐部入り口と手用・超音波インスツルメントの幅の関係

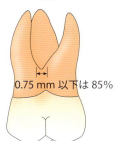
上顎第一大臼歯
頬側
0.75 mm 以下は 85%

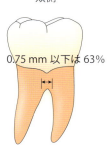
下顎第一大臼歯
頬側
0.75 mm 以下は 63%

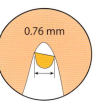
手用インスツルメント
0.76 mm
狭い分岐部には届かない

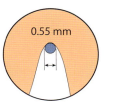
超音波インスツルメント
0.55 mm
分岐部に届く
インサート*を使用

ミシガン大の抜去歯を用いた研究（Bower 1979）[28]によれば，多くの第一大臼歯頬側根分岐部の開口部は手用インスツルメントの幅より狭い．*Cavitron TF-10 チップ：径は先端が 0.5 mm，先端から 1 mm で 0.61 mm，先端から 2 mm で 0.7 mm と先細りしているため分岐部にも届く

表13 アジア人における上顎第一大臼歯根分岐部入り口のサイズ（%）（Chiu 1991）[29]

根分岐部入り口のサイズ (X) mm	0.3 ≦ X ≦ 0.5	0.5 < X ≦ 0.75	0.75 < X ≦ 1.0	1.0 < X ≦ 1.25	1.25 < X ≦ 1.5
頬側	52	27	15	5	1
近心	19	20	25	23	13
遠心	25	18	27	18	12

図23 アジア人における上顎第一大臼歯根分岐部入り口のサイズ（Chiu 1991 のデータより作成）[29]

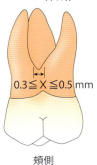
0.3 ≦ X ≦ 0.5 mm
頬側

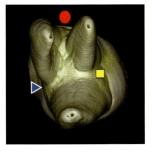

● 頬側分岐部：79%で入り口の直径は 0.75 mm 以下
▶ 近心分岐部：39%で入り口の直径は 0.75 mm 以下
□ 遠心分岐部：43%で入り口の直径は 0.75 mm 以下

（3）ルートトランクの長さ，根分岐部の位置

　根分岐部の位置は上顎第一大臼歯頬側において，70%以上が歯頸部寄り 1/3 です（表14）．CBCT での観察によると，その長さは第一大臼歯の頬側 4.7 ± 1.1 mm，近心側 4.8 ± 1 mm，遠心側 4.7 ± 1.2 mm という報告があります（図24）[26]．したがって，CEJ より 5 mm 以上プローブが挿入できたならば，根分岐部病変の存在が疑われるでしょう．

表14 上顎大臼歯頬側根分岐部の位置（％）（数値は上條 1962）[2]

	歯頸部寄り 1/3	中央 1/3	根尖側寄り 1/3
第一大臼歯	71.3	27.8	0.9
第二大臼歯	55.9	44.1	0

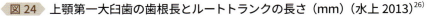

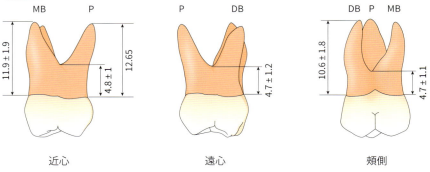

図24 上顎第一大臼歯の歯根長とルートトランクの長さ（mm）（水上 2013）[26]

4 下顎前歯

　下顎前歯は基本的に単根です．歯根長は，犬歯が中切歯・側切歯よりも長いことが報告されています（**表15**）[2-5]．歯根は近遠心的に圧扁されているため，根面に陥凹や根面溝 [2,8] が発現します．特に切歯群の遠心面根面溝の発現率は，95％前後という非常に高い値 [2] が報告されています．下顎前歯間に骨欠損が生じると，根面溝の影響でかなり複雑な環境となります．

1 歯根の形態

　下顎中切歯の断面は楕円形または繭形で（**図25，26**），下顎側切歯は中切歯より細めの楕円形です（**図27，28**）．下顎犬歯は上顎犬歯に似ていますが，圧扁されているので上顎犬歯よりも溝の発現頻度が高く，断面は楕円形です [2]（**図29，30**）．人種や民族によって歯根形態はそれぞれ特徴がありますが，下顎切歯は人種間での差が比較的少ない歯種です [30]．

表15 下顎前歯の歯根長（mm）

	上條[2]	藤田[3]	古田・高橋[4]	小田[5]
中切歯	11.2	10.8	11.1	13.5
側切歯	11.5	12	11.51	13.2
犬歯	14	13.6	14.8	16.2
測定位置	頰側中央，CEJ–根尖			近遠心，CEJ–根尖

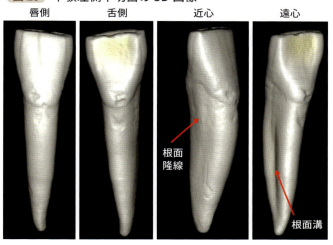

図25 下顎左側中切歯の3D画像

歯根は圧扁が強く，細長い．近心面には根面隆線と浅い根面溝が，遠心面には根面隆線と明瞭な根面溝が見られる

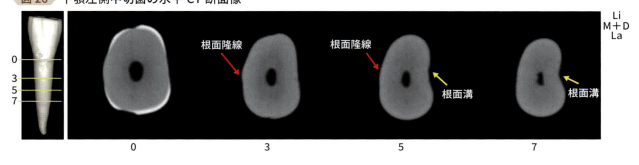

図26 下顎左側中切歯の水平CT断面像

断面は近遠心的に圧扁された楕円形．遠心面には深い根面溝が見られる

図27 下顎左側側切歯の3D画像

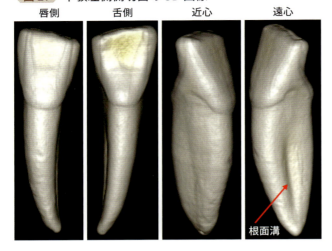

唇側　舌側　近心　遠心

歯根は圧扁が強く，細長い．近心面には根面隆線と浅い根面溝が，遠心面には根面隆線と明瞭な根面溝が見られる

図28 下顎左側側切歯の水平CT断面像

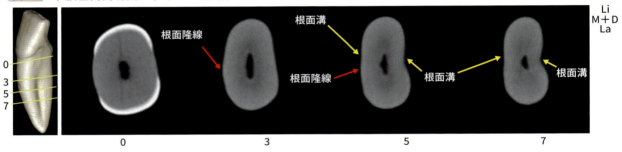

断面は近遠心的に圧扁された楕円形．遠心面には深い根面溝が見られる

2 歯根数

下顎前歯の歯根数を表16[8,30,31]に示します．下顎中切歯は100％単根です．

下顎側切歯はCT画像の観察からは100％単根と報告されていますが，抜去歯において岡本[8]が11,977本の切歯の中で1本の2根歯を報告しています．極めてまれですが，下顎犬歯が2根になることがあります（図31）．その出現頻度は小川[31]が1％，岡本[8]が1.1％と報告しています．

癒合歯，癒着歯の発現率は，乳歯では3～4％[32]，永久歯では0.2～0.3％[33]という報告があります．

3 根面溝の発現率

下顎前歯における根面溝の発現率を表17[2,8]に示します．遠心面根面溝の発現率は，近心面より高くなっています．

下顎中切歯の近心根面は平滑な場合が多いのですが，遠心面には高い頻度で根面溝が見られます．下顎側切歯には近遠心面ともに根面溝や根面隆線が発現しており，下顎前歯の中において歯根表面の起伏が多い歯と言えるでしょう．

図29 下顎左側犬歯の3D画像

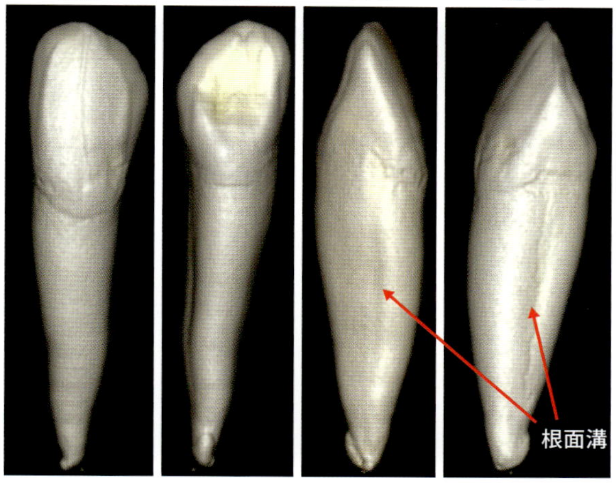

唇側　舌側　近心　遠心

根面溝

歯根は圧扁が強く，近心面には根面隆線と浅い根面溝が，遠心面には根面溝と根面隆線が見られる

図30 下顎左側犬歯の水平CT断面像

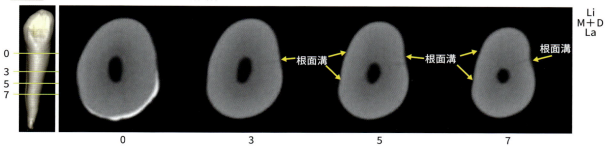

断面は近遠心的に圧扁された楕円形．近遠心面に根面溝が見られる

表16 下顎前歯の歯根数の割合（％）

	歯根数	岡本[8]	中澤[30]	小川[31]
中切歯	1	100	100	100
	2	0	0	0
側切歯	1	99.992	100	100
	2	0.008	0	0
犬歯	1	98.9	—	99
	2	1.1	—	1

4 臨床での注意点やポイント

　下顎前歯部歯列を図32に示します．根面溝，根面隆線が発現しているうえに各歯の歯根が近接している場合，前歯部歯根間は非常に複雑な形状となります．下顎側切歯と下顎犬歯が叢生の場合のインスツルメンテーションには注意が必要です．

図31 複根の下顎左側犬歯

唇側　舌側　近心　遠心

Li
M+D
La

0　3　5　7

歯根が完全に2根に分岐した犬歯の出現率は1%程度である

表17 下顎前歯における根面溝と根面隆線の発現率（%）

歯種		上條[2]			岡本[8]		
		中切歯	側切歯	犬歯	中切歯	側切歯	犬歯
近心面	根面溝	26.8	29.2	68.3	27.7	70.3	45.2
	根面隆線	11.6	40.8	2.1	—	—	—
	平滑なもの	61.6	30	29.6	72.3	29.7	54.8
遠心面	根面溝	94.4	94.5	93.1	53.8	96	60.7
	根面隆線	2.8	2.8	1.4	—	—	—
	平滑なもの	2.8	2.7	5.5	46.1	4	39.3

図32 下顎左側前歯部における歯間の関係

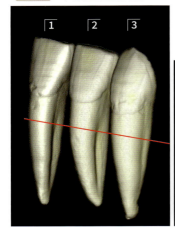
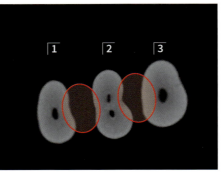

各歯根には根面溝があり，特に側切歯と犬歯の歯根間は複雑な関係となる．側切歯，犬歯が叢生の状態だとインスツルメンテーションはさらに難しくなる

5 下顎小臼歯

　下顎第一小臼歯・第二小臼歯とも歯根長はほぼ同じ（表18）[2-5]で，基本は単根です．断面は近遠心的に圧扁された卵円形です（図33〜36）．

表18 下顎小臼歯の歯根長（mm）

	上條[2]	藤田[3]	古田・高橋[4]	小田[5]
第一小臼歯	13.3	12.5	12.9	14.5
第二小臼歯	13.1	13	13.35	14.2
測定位置	頬側中央，CEJ-根尖			近遠心，CEJ-根尖

図33 下顎左側第一小臼歯の3D画像

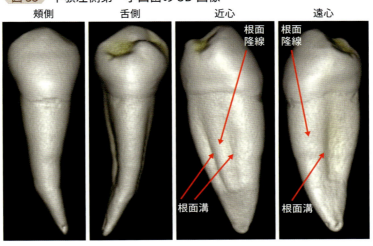

歯根は近遠心的に圧扁されている．近心面には根面隆線と深い根面溝が，遠心面には根面溝と根面隆線が見られる

図34 下顎左側第一小臼歯の水平CT断面像

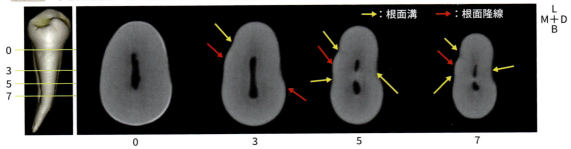

断面は近遠心的に圧扁された卵円形．近遠心面に根面溝が見られる

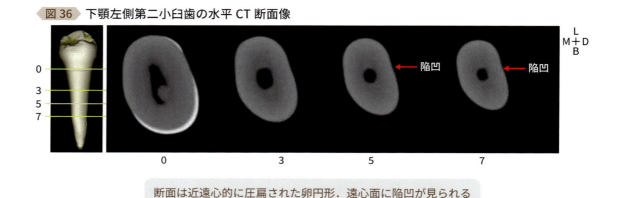

図35 下顎左側第二小臼歯の3D画像

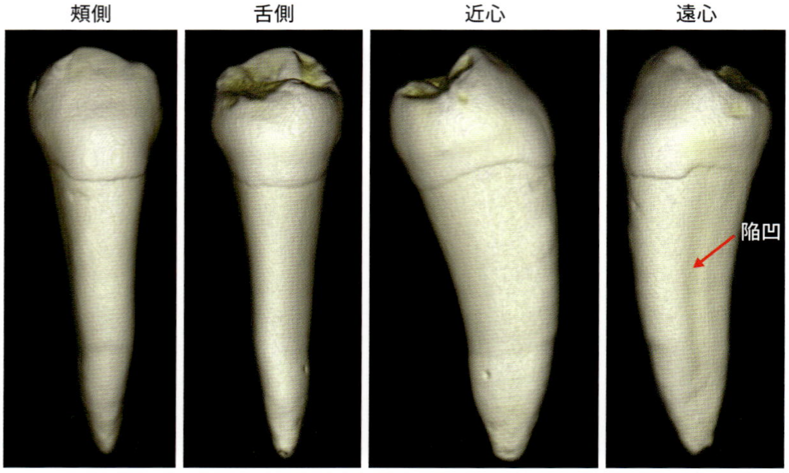

頬側　舌側　近心　遠心

陥凹

歯根は近遠心的に圧扁されている．近心面は平坦，遠心面には陥凹が見られる

図36 下顎左側第二小臼歯の水平CT断面像

陥凹　陥凹

断面は近遠心的に圧扁された卵円形．遠心面に陥凹が見られる

非常にバリエーションに富んだ歯根形態をしており，特に近心根面の形態には注意が必要です．アジア人での形態的な差は少ないとされていますが，スリランカ[9]，他の人種間で溝の発現率に差があります[34]．

1 歯根の形態

下顎小臼歯の歯根形態をPeiris[9]はTurnerの方法（図37）[10]で分類しています（表19）．下顎第一小臼歯における発現率は，単根単根尖のCategory 1が95.7％，Category 2が4.3％，下顎第二小臼歯ではCategory 1が100％です[9]．

2 歯根数

下顎小臼歯の歯根数を表20[8,9,35]に示します．下顎第一小臼歯で最も多いのは1根ですが，2〜3％の割合で2根の場合があります．また，非常にまれですが，3根を有することもあります（図38）．下顎第二小臼歯はほぼ100％単根です．多根性の確定診断にはX線コンピューター断層撮影法が最も有効ですが，抜去歯による検証では，20°前後の偏遠心投影法も有効という報告[36]があります．

図37 Turner の分類による下顎小臼歯の歯根形態（Turner 1981）[10]

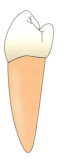 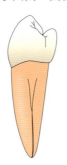 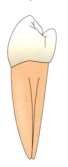 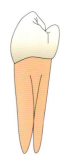

Category 1 (Grade 0~2)
根面溝のない1根．あるいは，丸みを帯びた浅い根面溝または浅い V 字形の根面溝，またはやや深さのある V 字形の根面溝を伴う1根

Category 2 (Grade 3)
根全長の 1/3 以上に及ぶ深い V 字形の根面溝を伴う1根

Category 3 (Grade 4)
近心面と遠心面の両方に深く陥入した根面溝を伴う1根

Category 4 (Grade 5)
根全長の 1/4 ～ 1/3 で分岐している2根

表19 Turner の分類による下顎小臼歯の歯根形態の割合（Peiris 2008）[9]

	Category 1	Category 2	Category 3	Category 4
第一小臼歯	95.7	4.3	─	─
第二小臼歯	100	─	─	─

表20 下顎小臼歯の歯根数の割合（％）

		岡本[8]	Peiris[9]	小川[35]
第一小臼歯	1 根	96.01	100	98.3
	2 根	2.92	0	1.7
	3 根	0.17	0	0
	その他	0.9	0	0
第二小臼歯	1 根	98.66	100	100
	2 根	1.31	0	0
	3 根	0.03	0	0

3 根面溝の発現率

根面溝の発現率を**表21**[2,8] に示します．下顎第一小臼歯において，近心面には約 75％以上の頻度で根面溝が発現しています．この根面溝は深い場合がありますが，遠心面の溝は近心面より浅いことが多いです．下顎第二小臼歯の根面は平坦な場合が多く，根面溝が存在しても陥凹の状態で，その起伏はなだらかです．

下顎小臼歯の溝の形状はバリエーションに富んでいます（**図39**）．

図38 3根に分岐した下顎左側第一小臼歯

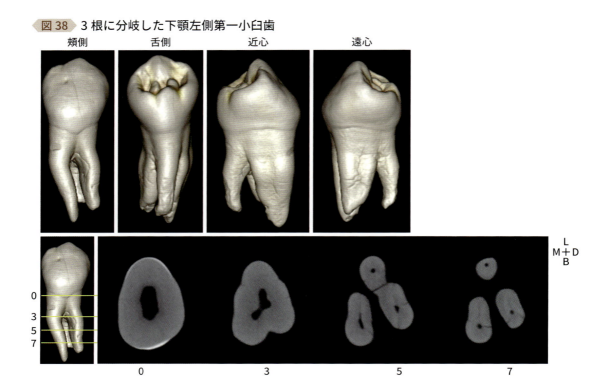

表21 下顎小臼歯における根面溝の発現率（%）

		上條[2]							岡本[8]	
		根面溝発現率	溝の形状による発現率						根面溝発現率	根面平ら
			裂溝状陥凹	溝2本	頬側浅溝	舌側浅溝	中央に溝	平坦		
第一小臼歯	近心面	83.1	11.3	30.1	14.3	7.5	21.8	15	73	27
	遠心面	74.7	0	0.7	0	6	67.9	25.4	54.45	45.55
第二小臼歯	近心面	34.7	0	6.2	14.6	6.2	7.7	65.3	8.5	91.5
	遠心面	54.8	0	6.7	6.7	2.2	53.8	30.6	52.6	47.4

図39 下顎小臼歯の根面溝・陥凹の形状

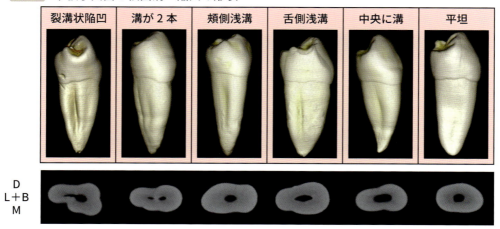

表22 下顎小臼歯におけるCEJからの根面溝の起始部と溝の長さ（平均値，mm）（大塚 1996）[37]

		CEJからの溝の起始部	溝の長さ
第一小臼歯	近心面頬側溝	3.42 ± 0.77	7.55 ± 1.22
	近心面舌側溝	2.42 ± 1.32	10.63 ± 1.82
	遠心面溝	3.22 ± 1.22	7.88 ± 1.38
第二小臼歯	近心面頬側溝	3.04 ± 0.7	7.25 ± 1.33
	近心面舌側溝	2.34 ± 1.18	10.53 ± 1.80
	遠心面溝	3.22 ± 1.12	7.88 ± 1.38

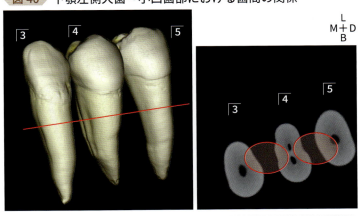

図40 下顎左側犬歯〜小臼歯部における歯間の関係

各歯根には根面溝があり，特に下顎第一小臼歯は歯根形態が多様なため，赤で示した部位はインスツルメントのアクセスが難しい場合がある

4 臨床での注意点やポイント

（1）根面溝の起始部

大塚[37]は根面溝の長さ，起始部の平均値を報告しています（表22）．

下顎第一小臼歯において溝の起始部はCEJから約2〜3mmと考えられます．したがって，インスツルメンテーションが必要な場合は，特に隣接面ではかなりの確率で根面に溝があることを念頭に置くべきでしょう．

（2）下顎犬歯と小臼歯歯間の関係

下顎犬歯遠心面と下顎第一小臼歯近遠心面には，高い頻度で根面溝が発現します（図40）．そして，下顎第一小臼歯近心面には多様な形態が見られるため，複雑な環境となっている場合があります．インスツルメントのアクセスに注意が必要です．

6 下顎大臼歯

下顎第一大臼歯の歯根は第二大臼歯より少し長く（表23）[2-5,26,38]，第一・第二大臼歯とも基本2根です（図41～44）．下顎大臼歯は3根や樋状根，癒合根などバリエーションが多い歯と言えます．

表23 下顎大臼歯の歯根長（mm）

	上條[2]	藤田[3]	古田・高橋[4]	小田[5]	水上・吉松[26]	伊藤[38]
第一大臼歯	12.1 (12.9)	11.9	13.54	13.1	近心頬側根 13.0 ± 1.3 遠心頬側根 11.9 ± 1.4	遠心頬側根 12.4 ± 0.42
第二大臼歯	11.9 (12.1)	11	12.9	12.6	—	遠心舌側根 10.78 ± 0.54
測定位置	頬側中央，CEJ-根尖		近遠心，CEJ-根尖	CBCT，CEJ-根尖	頬側中央，CEJ-根尖	

カッコ内は最大歯根長径

図41 下顎左側第一大臼歯の3D画像

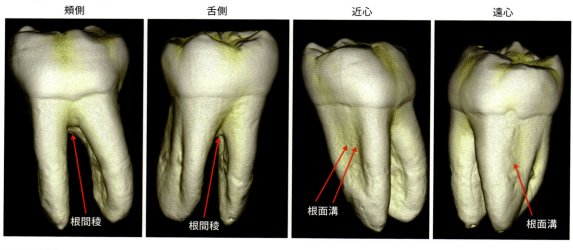

基本形態の2根の第一大臼歯．根面は外側・内側面ともに根面溝が認められ，かなり複雑な形態である．根分岐部には根間稜も認められる

図42 下顎左側第一大臼歯の水平CT断面像

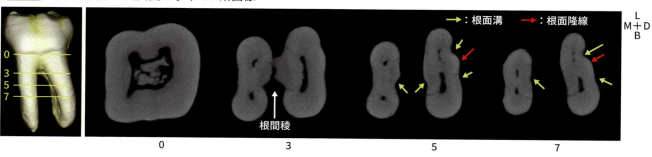

根面は外側・内側面ともに根面溝が認められ，かなり複雑な形態である．根分岐部には根間稜も認められる

下顎第一大臼歯の遠心舌側隅角部に，遠心舌側根と呼ばれる過剰根が出現する場合があります（図45）．この遠心舌側根の出現には人種間差があり[38]，アジア人に多く白人やアフリカ系民族の3倍近いという報告[39]があります．歯根内面には陥凹があって，根間稜も発達しており，インスツルメントの到達が困難な根です．

1 歯根の形態

　近遠心根は近遠心的に強く圧扁しており，根面溝が存在します．
　樋状根は頬側が癒合（図57，58）し，舌側が歯根分離しています．癒合歯となると，頬舌側面に縦溝が存在する場合があります（図60）．先に述べたように，下顎大臼歯はバリエーションに富んだ歯根をしています．

2 歯根数

　下顎大臼歯の歯根数の割合を表24[2,3,38,40]に示します．下顎大臼歯の基本形態は2根です．

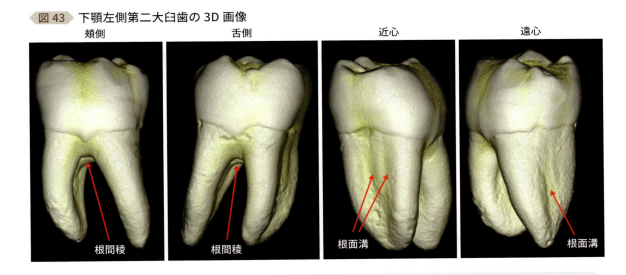

図43　下顎左側第二大臼歯の3D画像

根面は外側・内側面ともに根面溝が認められ，かなり複雑な形態である．根分岐部には根間稜も認められる

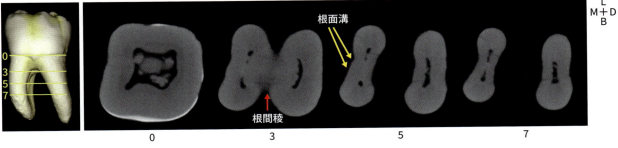

図44　下顎左側第二大臼歯の水平CT断面像

根面は外側・内側面ともに根面溝が存在し，複雑な形態である．根分岐部には根間稜も認められる

図45 3根を有する下顎左側第一大臼歯の 3D 画像および水平 CT 断面像

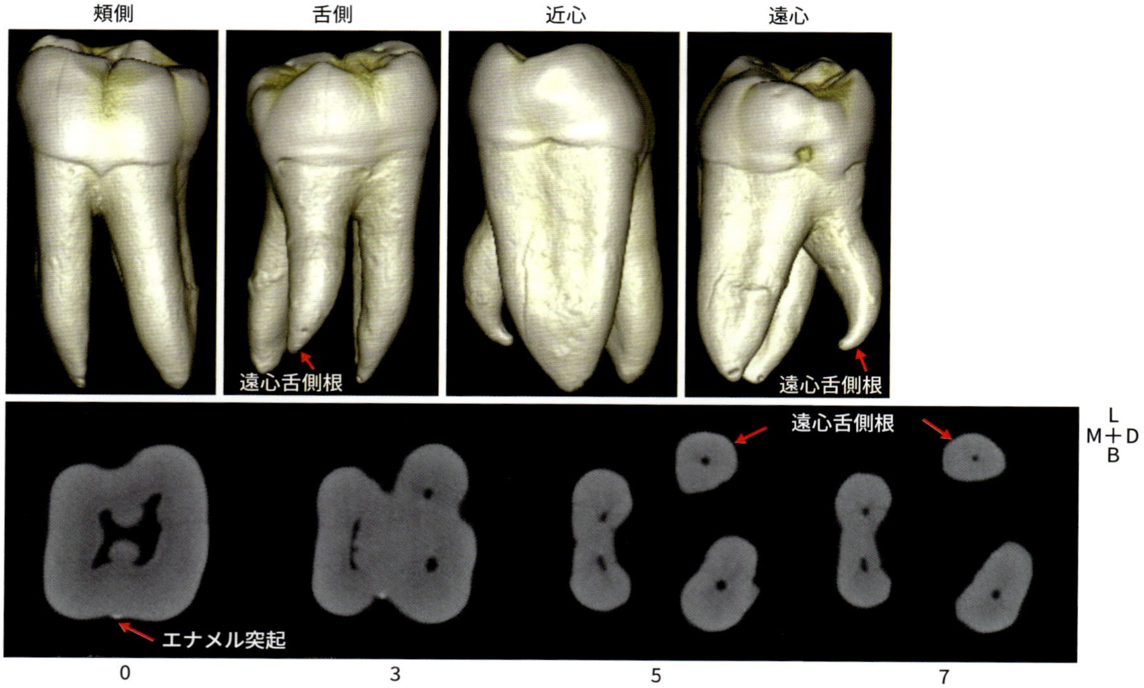

頬側　　　　　舌側　　　　　近心　　　　　遠心

遠心舌側根　　　　　　　　　　　　遠心舌側根

遠心舌側根

L
M＋D
B

エナメル突起

0　　　　　　3　　　　　　5　　　　　　7

遠心舌側に 3 本目の丸みを帯びた歯根が存在する場合がある

表24 下顎大臼歯の歯根数の割合と樋状根の発現率（％）

			上條[2]	藤田[3]	伊藤[38]	小川[40]
第一大臼歯		1 根	3.2	0	0	0
		2 根	69.1	80	77.29	76.3
		3 根	27.7	20	22.71	23.7
		樋状根	0	0	—	0
第二大臼歯		1 根	29	30		1.7
		2 根	71	70		57.7
		3 根	0	0		0.7
		樋状根	25	30		39.9

　　下顎第一大臼歯はほぼ 2 根ですが，3 根の場合もあり，3 根目は「遠心舌側根」と呼ばれます（図45）．発現率は抜去歯[2,3,38]では 20 ～ 28％，CBCT[40]では 23.7％と報告されています．

　　アジア人での両側性の 3 根出現率は 53.7 ～ 67％[41-43]，日本人の両側性の 3 根出現率は 65％[40]と報告されており，比較的高いと考えられます．この遠心舌側根の歯根長は 10.78 ± 0.54 mm[38]と，遠心頬側根の約 80％程度と言われています．

　　下顎第二大臼歯は単根率が高くなり，2 根分岐歯は 70％程度となるため，癒合根や樋状根の割合[44]が高くなります．

表25 下顎大臼歯における根面溝の発現率（％）

			近心根内面	近心根外面	遠心根内面	遠心根外面
江澤[45]	第一大臼歯	分岐部直下2mm	100	75	100	48.1
		分岐部直下4mm	100	88.5	98.1	59.6
	第二大臼歯	分岐部直下2mm	100	90.5	100	52.4
		分岐部直下4mm	100	90.5	100	42.9
石井[46]	第一大臼歯		100	96.7	87	68.5
前澤[47]	第一大臼歯		97		64	
	第二大臼歯		93.2	—	53.4	—
南場[48]	第一大臼歯	歯根長1/2部	100	78.9	93.6	47.1

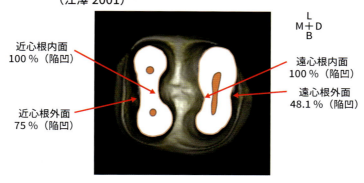

図46 下顎第一大臼歯根分岐部直下2mmの歯根形態（江澤2001）[45]

3 根面溝の発現率

下顎大臼歯の根面溝発現率を表25に示します[45-48]．下顎第一大臼歯の根分岐部直下2mmにおいて近心根外面で75％，近心根内面および遠心根内面で100％，遠心根外面で48.1％の頻度で溝が存在します（図46）[45]．

4 根間稜

石井らの報告では，75.9％の下顎第一大臼歯に根間稜が出現し，根分岐部の頰舌的幅は下顎第二大臼歯で約8mm，下顎第一大臼歯では約8.39 mmとされています[46]．すなわち，根分岐部頰舌側幅の約1/4が根間稜の隆起であると言えます（図56）．

5 歯根離開度

歯根離開度は根分岐部入り口の環境を大きく左右します．下顎第一大臼歯の歯根離開度（表26）は80.2％が逆V字形ですが，下顎第二大臼歯では平行型が70.5％と離開度が小さくなり，さらに密着・癒合した歯根が3.4％に発現します[2]．

表 26 下顎大臼歯頬側根の歯根離開度（%）（数値は上條 1962）[2]

	逆 V 字形	平行	密着・癒合
第一大臼歯	80.2	19.8	—
第二大臼歯	26.1	70.5	3.4

表 27 アジア人における下顎第一大臼歯根分岐部入り口のサイズ（%）（Chiu 1991）[29]

根分岐部入り口のサイズ（X）mm	0.3 ≦ X ≦ 0.5	0.5 < X ≦ 0.75	0.75 < X ≦ 1.0	1.0 < X ≦ 1.25	1.25 < X ≦ 1.5
頬側	14	22	46	16	2
舌側	18	29	34	15	4
遠心（3 根の場合）	39	15	27	11	8

図 47 アジア人における下顎第一大臼歯根分岐部入り口のサイズ（Chiu 1991 のデータより作成）[29]

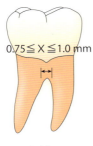

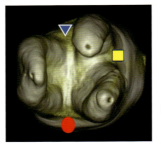

● 頬側分岐部：36 % で入り口の直径は 0.75 mm 以下
▶ 舌側分岐部：47 % で入り口の直径は 0.75 mm 以下
■ 遠心分岐部：54 % で入り口の直径は 0.75 mm 以下

6 臨床での注意点やポイント

（1）根分岐部開口部の広さとインスツルメントの選択

　日本人のデータではありませんが，第一大臼歯の頬側根分岐部の開口部は 0.63 ～ 1.04 mm と非常に狭く[28]，手用インスツルメントの幅によっては根分岐部に到達しないので，部位に応じた選択が必要です（図 22）．

　標準的な手用インスツルメントの幅は 0.75 mm です．アジア人のデータ[29] になりますが，頬側根分岐部入り口の直径は 36 % が 0.75 mm 以下，舌側分岐部では 47 % が 0.75 mm 以下，3 根の場合発現する遠心分岐部入り口直径では 54 % が 0.75 mm より狭いとされています（表 27，図 47）．

表28 下顎大臼歯頰側根分岐部の位置（％）（数値は上條1962）[2]

	歯頸部寄り1/3	中央1/3	根尖側寄り1/3
第一大臼歯	98.9	1.1	—
第二大臼歯	71.6	25.0	3.4

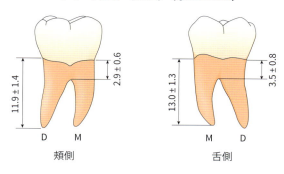

図48 下顎第一大臼歯の歯根長とルートトランクの長さ（mm）（水上2013）[26]

表29 ルートトランクの長さ（mm）

		伊藤[38]	前澤[47]
第一大臼歯	頰側	2.47 ± 0.21	3.59 ± 0.66
	舌側	3.5 ± 0.29	4.47 ± 0.6
	遠心舌側根	4.04 ± 0.5	—
第二大臼歯	頰側	—	4.4 ± 0.97
	舌側	—	5.0 ± 0.95

（2）ルートトランクの長さ，根分岐部の位置

　下顎大臼歯群における根分岐部の位置は，70％以上が歯頸部寄り1/3です（表28）[2]．ルートトランクの長さは，第一大臼歯の頰側が約3mm，舌側が約4mm，第二大臼歯の頰側が約4.5mm，舌側が約5mm，第一大臼歯が3根の場合の第一大臼歯遠心舌側は約4mm[38]という報告があります（図48，表29）[26,38,47]．したがって，CEJから4mm以上プローブが挿入できたならば，根分岐部病変の存在を疑ったほうがよいでしょう．このデータから，頰側の分岐部入り口は舌側の分岐部よりも歯冠側にあることがわかります．したがって，根分岐部病変Ⅲ度のケースでは頰側からのアプローチが有効であることがわかると思います．

43

図49 下顎第一大臼歯および下顎第二大臼歯部歯間の関係（3D画像および水平CT断面像）

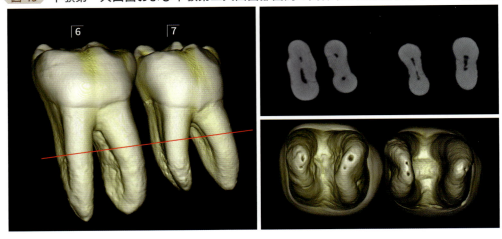

下顎大臼歯も歯根内側・外側面に陥凹があり，槽間中隔，根間中隔ともに複雑な形態となる

図50 下顎第一大臼歯および樋状根の第二大臼歯部歯間の関係（3D画像および水平CT断面像）

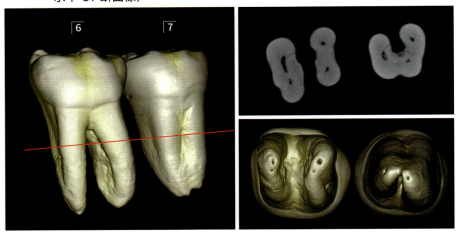

下顎第二大臼歯が樋状根の場合，舌側中央に深い歯周ポケットが形成されると，頬側からのインスツルメントのアクセスは不可能である

（3）下顎大臼歯部歯間の関係

　下顎大臼歯部では各根の内側・外側面に陥凹があるため複雑な形態をしており，インスツルメントのアクセスが困難です（図49）．また，下顎第二大臼歯において，根分岐部舌側のみに深い歯周ポケットがある場合は樋状根（図50）の可能性が高く，インスツルメントのアクセスがさらに難しくなります．

7 イレギュラーな歯根形態

　ここからは，「歯根表面のイレギュラー」として陥凹・根面溝，口蓋側根面溝，「歯根形態のイレギュラー」として根間陵，樋状根，エナメル突起，エナメル真珠についてお話ししていきます．

1 陥凹・根面溝

　陥凹とはいわゆる"へこみ"や"くぼみ"のことで，一方，溝は細長い線状のくぼみを指します（図51，52）．
　根面溝は歯周組織を喪失する原因の1つで，口腔内に露出するとプラークコントロールが困難な部位となり，歯周ポケット内では的確なデブライドメントを行うために把握しておくべき形態です．根面溝ができる要因としては，歯根の近遠心的圧扁が強いことや，歯根の癒合が考えられます[15]．

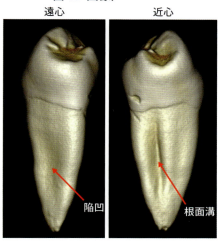

図51　陥凹と根面溝（下顎第一小臼歯 3D 画像）

遠心面には浅く幅が広い陥凹が認められ，近心面には根面溝が認められる

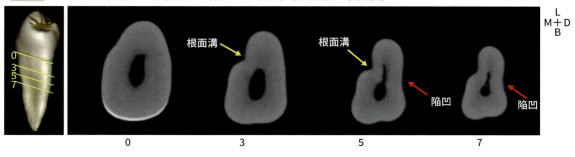

図52　水平CT断面像に観察される陥凹と根面溝（下顎第一小臼歯）

近心の根面溝は深く，歯髄を圧扁している

表30 根面溝の発現率[2,25,45]

上顎	中切歯		側切歯		犬歯		第一小臼歯		第二小臼歯	
	近心面	遠心面	近心面	遠心面	近心面	遠心面	近心面	遠心面	近心面	遠心面
発現率(%)	19	24	32	58	42.8	71.8	100	88	63	93
							近心溝が深い		遠心溝が深い	

下顎	中切歯		側切歯		犬歯		第一小臼歯		第二小臼歯	
	近心面	遠心面	近心面	遠心面	近心面	遠心面	近心面	遠心面	近心面	遠心面
発現率(%)	26.8	94.6	29.2	94.5	68.3	93.1	41.8	14.2	34	69.4
	近心は凸が多い						近心溝が深い		近心は平坦か浅い溝	

上顎	第一大臼歯（分岐部直下2mm）					第二大臼歯（分岐部直下2mm）				
	近心根内面	近心根外面	遠心根内面	遠心根外面	口蓋根外面	近心根内面	近心根外面	遠心根内面	遠心根外面	口蓋根外面
発現率(%)	92.6	50	18.5	9.3	61.1	93.8	81.3	43.8	44.4	25
	口蓋根内面は凸型で61.1%									

下顎	第一大臼歯（分岐部直下2mm）					第二大臼歯（分岐部直下2mm）				
	近心根内面	近心根外面	遠心根内面	遠心根外面		近心根内面	近心根外面	遠心根内面	遠心根外面	
発現率(%)	100	75	100	48.1		100	90.5	100	52.4	

　歯根の近遠心的圧扁は，多くの歯種において根面溝の発現に影響を及ぼしています．上顎第一小臼歯の近心面にはほぼ100％発現し，遠心面と比較すると溝が深くなっています．さらに上顎第二小臼歯の遠心面には93％発現し，近心面より深い溝です．

　上下顎第一大臼歯近心根内面には90％以上で陥凹が認められます．下顎切歯，犬歯の遠心面にも90％以上発現します．下顎第一小臼歯の近心溝は深く，下顎第二小臼歯の遠心面にも溝が認められます．参考データとして，各歯種の発現率を**表30**[2,25,45]にまとめました．

2 口蓋側根面溝

　上顎切歯歯冠部の辺縁隆線と基底結節の境に，辺縁隆線に対して斜めに走る溝（切痕）が存在することがあります．Black[49]はこれを舌側歯頸裂溝（linguo-gingival fissure）と記載し，藤田[3]は斜切痕と名付けました．斜切痕の発現率は**表31**[2,6]のとおりですが，この溝がさらに歯根に及ぶ場合があります．これを口蓋側根面溝（口蓋溝）と呼びます（**図53，54**）．

　この口蓋側根面溝内はプラークコントロールが難しいので，歯周ポケットが局所的に深くなる原因となります．歯冠部に限局する斜切痕のみであれば歯周組織への影響は小さいですが，口蓋溝の存在や歯周ポケットを確認するために注意深くプロービングを行い診断する必要があります．発現率（**表32**）[2,8,16]は上顎中切歯よりも上顎側切歯が高く，3～6％です．その中で，岡本[8]は根尖まで口蓋溝が認められる場合が上顎中切歯で0.4％，上顎側切歯で0.8％と報告しています．

表31 斜切痕の発現率（%）

	上條[2]	住吉[6]
上顎中切歯	6	21.9
上顎側切歯	40	35.7

表32 口蓋側根面溝（口蓋溝）の発現率（%）

	上條[2]	岡本[8]	白数[16]
上顎中切歯	1.7	1.7	2
上顎側切歯	6.1	3.1	3

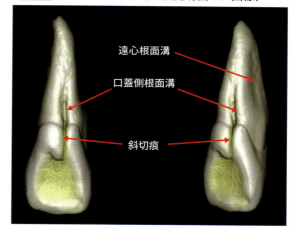

図53 口蓋側根面溝（上顎側切歯3D画像）

歯冠に存在する斜切痕と連続した根面の深い溝が口蓋側根面溝である．遠心根面溝とは異なる

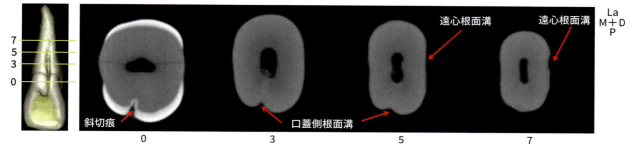

図54 水平CT断面像に観察される口蓋側根面溝（上顎側切歯）

3 根間稜

上下顎の根分岐部の隆起（crista interradicularis, 下顎：intermediate bifurcational ridge）で，上顎ではY字状の盛り上がり（図55），下顎では指と指の間のみずかき（interdisital web）のような形状をしています（図56）．プラークが停滞しやすく，インスツルメントのアクセスが困難な部位です．

下顎第一大臼歯の根間稜の発現率を表33[46]に示します．発生学的観点から考えると分岐部があれば発現率はほぼ100%と考えられます[50,51]．

ここで少し発生について紐解いていきたいのですが，歯根形成の機序はまだ解明し切れていません．複根歯の根分岐部形成については，根の形成が分岐部に達すると2か所から上皮性根間突起が伸びてきて，互いに癒合し上皮隔膜を2つに分けて根分岐部になるという説[52]や，根分岐部から始まる象牙質葉があって，歯冠部とは非連続的に形成されるという説[51,53]があります．

図55 根間稜（上顎大臼歯の3D画像，水平CT断面像）

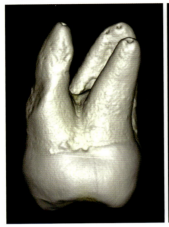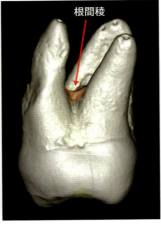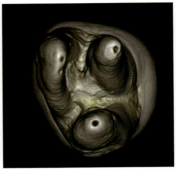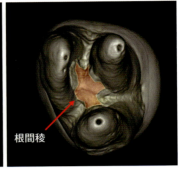

根尖方向から見た根間稜（太い隆線または盛り上がり）を赤色で示す

図56 根間稜（下顎第一大臼歯3D画像，水平CT断面像）

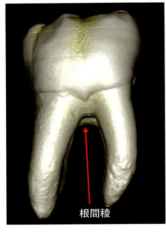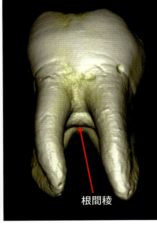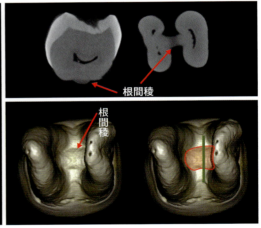

根尖方向から見た根間稜を赤色で示す（赤い範囲：根間稜，緑実線：頬舌的分岐部）

表33 下顎第一大臼歯における根間稜の発現率（石井 1982）[46]

Grade	歯数	%
0	13	24.1
1	14	25.9
2	27	50

Grade 0：認められない
Grade 1：不明瞭
Grade 2：明瞭

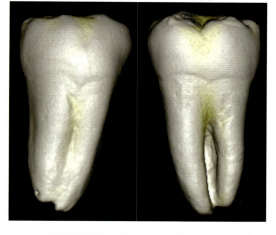

図57 樋状根（下顎第二大臼歯 3D 画像）
頬側　舌側

下顎第二・第三大臼歯に発現する．頬側からは癒合して溝を形成した単根のように見える．舌側は分岐している

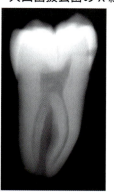

図59 樋状根を有する下顎第二大臼歯抜去歯の X 線像

樋状根は X 線写真上で多根歯のように見える

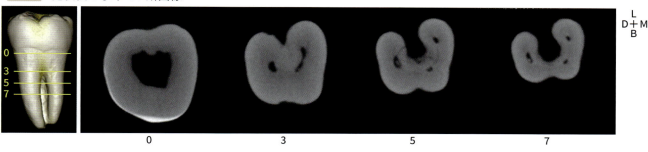

図58 樋状根の水平 CT 断面像

4　樋状根

　樋状根[54]では解剖学的には多根形成が舌側に見られるのに対し，頬側は明らかに単根性の歯根徴を示します（図57，58）．1941年に中山[55]が「樋状歯根」と命名し，現在では「樋状根」が一般的な名称となっています．発現率は下顎第一大臼歯では0％，下顎第二大臼歯では20〜30％，下顎第三大臼歯では10％と報告されています[2]．樋状根のエナメル突起は，頬側面よりも舌側面のほうが発達しています．樋状根は X 線写真において多根に見えることに注意が必要です（図59）．

　変異型として，舌側も癒合し頬舌側根面に根面溝が存在する場合があります（図60）．その発現率として抜去歯では0.5〜7.3％[56,57]，CBCT では4.2％[44]という報告があります．

5　エナメル突起（エナメルプロジェクション，エナメル棘）

　研究者によってさまざまな呼び名があります．エナメル質が歯冠部から根分岐部に向かって伸びている形態です[2,3]．その先端は根面溝に沿って発達しており，Masters と Hoskins による発達程度の分類[58]がよく使われます（図61）．エナメル突起には象牙質核がなく，象牙質は平坦です[59]（図62）．

　表面は中央部で滑面を形成し，最先端部や周縁ではうろこ状を呈します．発現率を表34[59-61]に示します．日

図60 変異型の樋状根の3D画像および水平CT断面像

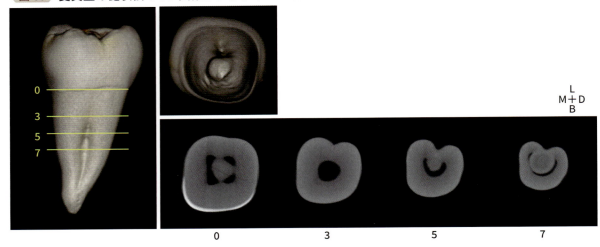

根管は樋状であっても，完全に単根化し舌側に深い溝を形成している樋状根も存在する

図61 エナメル突起のGrade分類（Masters & Hoskinsによる分類）

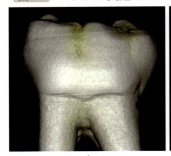
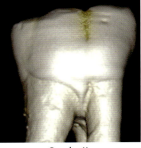
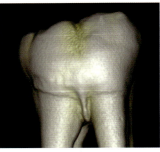

Grade I
CEJから根分岐部に向けてわずかに突出のあるもの

Grade II
エナメル突起が根分岐部に向かうが根分岐部に至らないもの

Grade III
エナメル突起が根分岐部まで到達したもの

図62 エナメル突起の水平CT断面像

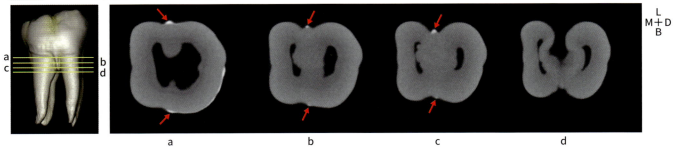

エナメル突起はエナメル真珠と違い，象牙質の核がない

表 34 エナメル突起の発現率（%）

鈴木[59]								
上顎	第一大臼歯				第二大臼歯			
Grade	頬側面	口蓋面	近心面	遠心面	頬側面	口蓋面	近心面	遠心面
0	44.0	98.0	93.6	96.6	34.3	97.4	89.5	95.6
I	31.3	1.0	5.9	2.3	42.2	2.6	8.6	2.2
II	21.6		0.5	0.8	22.4		1.9	2.2
III	3.1	1.0	0	0.3	1.1			
下顎	第一大臼歯				第二大臼歯			
Grade	頬側面	舌側面	近心面	遠心面	頬側面	舌側面	近心面	遠心面
0	38.1	89.1	99.4	99.1	54.4	96.5		99.1
I	18.9	9.7	0.6	0.9	23.3	2.6		0.9
II	22.6	0.6			13.4	0.9		
III	20.4	0.6			8.9			

川崎[60]								
上顎	第一大臼歯				第二大臼歯			
Grade	頬側面	口蓋面	近心面	遠心面	頬側面	口蓋面	近心面	遠心面
0	49.0		98.8	96.0	28.6		94.6	94.6
I	11.3		1.2	2.8	12.7		5.4	3.5
II	23.2			1.2	32.7			1.9
III	14.9				22.5			
下顎	第一大臼歯				第二大臼歯			
Grade	頬側面	舌側面	近心面	遠心面	頬側面	舌側面	近心面	遠心面
0	37.7				19.7	93.5		
I	7.1				20.3	5.7		
II	4.3				19.3	0.8		
III	41.1				40.0			

高橋[61]								
上顎	第一大臼歯				第二大臼歯			
Grade	頬側面	口蓋面	近心面	遠心面	頬側面	口蓋面	近心面	遠心面
0	23.7	96.2	51.2	61.2	5.0	90.0	40.0	75.0
I	48.8	3.8	48.8	36.3	47.5	10.0	52.5	25.0
II	23.7			2.5	35.0		7.5	
III	3.8				12.5			
下顎	第一大臼歯				第二大臼歯			
Grade	頬側面	舌側面	近心面	遠心面	頬側面	舌側面	近心面	遠心面
0	16.2	36.2	100.0	96.2	8.7	50.0	100.0	100.0
I	30.0	63.8		3.8	47.5	47.5		
II	21.3				21.3	2.5		
III	32.5				22.5			

第 1 講

歯根形態を知ろう

表35 歯周病に罹患した大臼歯におけるエナメル突起の発現率（阿部 1975）[63]

	上顎エナメル突起		下顎エナメル突起	
	あり	なし	あり	なし
歯数（本）	140	44	89	35
発現率（%）	76.1		71.8	

図63 さまざまなエナメル突起の形態（鈴木 1958）[59]

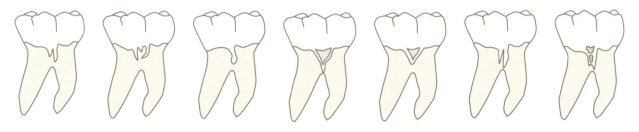

複雑な形状のエナメル突起の場合は，セメント質に覆われていることが多い．セメント質を剥離すると，さまざまな形状のエナメル突起が存在することがある

本人における発現頻度は，大臼歯の頰側面で高くなっています．欧米人におけるエナメル突起の発現頻度は20%未満であり[59,62]，人種により違いがあります．また，エナメル真珠とともにヒトの歯に見られる特異的な形質で，退化的形質と考えられています[61]．

阿部[63]は顎骨標本において，エナメル突起が存在すると上下歯槽骨の約90%に歯槽骨吸収が見られ，エナメル突起と歯周病の発現との間に密接な関係があると報告しています（表35）．

セメント–エナメル境の接触形態は，接触タイプが約30%，被覆タイプが約60%，間隙タイプが約10%と3パターンありますが，エナメル突起もセメント質で被覆されることがあります[59]．このようにエナメル突起がセメント質に被覆されている場合，このセメント質を取り除くとさまざまな形態のエナメル突起が現れます（図63）[59]．この部分のセメント質構造はエナメル質表面に凹凸があり，シャーピー繊維が外表面に伸びた無細胞性セメント質であり，次第に有細胞性になるという観察もあります[61]．セメント質に覆われているエナメル突起やエナメル真珠では，セメント質との間に透過性の薄い層がマイクロラジオグラム観察により確認されており，炎症や力などの何らかの刺激によりセメント質がエナメル突起やエナメル真珠から容易に剥離するおそれがあります．そうなると容易に歯周ポケットを形成し，根分岐部病変が起こりやすくなります．

6 エナメル真珠（エナメル滴）

エナメル滴，エナメル真珠，エナメル小滴，エナメル質種，エプスタイン真珠などと呼ばれますが，エナメル滴を用いる論文が多いようです．また，英名では enamel pearl, enamel drop, enamel nodule, enamel droplet などと呼ばれており，用語の統一がなされていません[2,45,61]．ここでは，臨床で一般的なエナメル真珠で話を進めます（図64）．

図64 上顎大臼歯に発現したエナメル真珠の3D画像および水平CT断面像

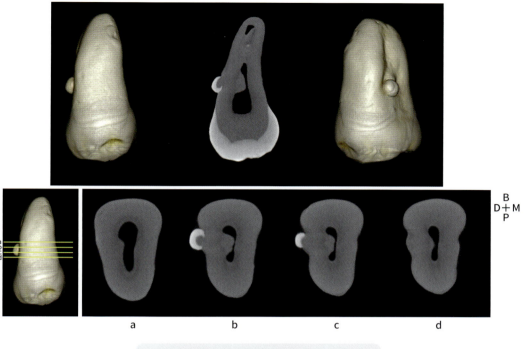

エナメル真珠には象牙質の核が存在している

　エナメル真珠は歯頸部またはそれより下の歯根部に見られ，表面が滑沢な半球形の真珠様の硬組織異物構成物で，直径1〜3mm程度です．

　組織学的にはエナメル質のみから成るもの，象牙質の核を有するもの，また歯髄を伴うものもあります．ほとんどの場合，象牙質の核が存在します[3,61]．エナメル真珠のエナメル質の厚さは歯冠最大豊隆部の1/20程度ですが，正常エナメル質に見られるすべての層を含んでいます[61]．エナメル真珠のエナメル質微小硬度は表層＞中層＞深層と高くなりますが，正常エナメル質と比較すると低い硬度です[64]．

　象牙質，歯髄を伴うことから，エナメル真珠は歯根形成期から形成されていることがわかります．エナメル真珠の成因には不明な点が多く残っていますが，歯根形成の初期にヘルトヴィッヒ上皮鞘の一部が何らかの原因によって増殖し，エナメル器が形成され，次いでその部分にエナメル質を形成すると言われています[65]．また，高橋[61]は歯冠臼歯稜を形成してきたエナメル芽細胞が歯頸部付近で根面溝へ移動し，根面溝に沿って下降しながらエナメル質を形成し続け，エナメル突起と呼ばれるものとなり，その後，エナメル真珠が形成されるまでいったんエナメル質が形成されずにエナメル芽細胞が下降し，再びエナメル質が形成され，その時エナメル真珠に対応する象牙芽細胞層が急激に増殖し象牙質の核を形成，これを取り囲むようにエナメル質が形成され，エナメル真珠になると推測しています．

　エナメル真珠が現れるのは，歯根の癒合傾向の強い歯で，多くの場合に根面溝に沿って認められます[3,61]．発現する割合と部位は上顎と下顎で異なります．上顎では近遠心および頰側に多く，下顎では頰舌側に多く発現します．上顎の舌側面，下顎の近遠心面に発現することは極めてまれです．参考までに，鈴木，川崎，高橋，木場らが報告したエナメル真珠の発現率を表36[59-61,64]に示します．

表36 エナメル真珠の発現率

		鈴木[59]				川崎[60]			
		頬側	舌側	近心	遠心	頬側	舌側	近心	遠心
上顎	第一大臼歯	15.5	2.5	6.7	8.4	1.8	0	0	0
	第二大臼歯	7.2	2.2	6	7.5	3.7	0	0	0
	第三大臼歯	10.3	2	17.1	10.3				
下顎	第一大臼歯	15.4	2.5	6.7	8.4	9.9	0	0	0
	第二大臼歯	9.5	3.9	0.4	0.9	0.8	2.5	0	0
	第三大臼歯	12.7	9.5	2.5	5.1				

		高橋[61]				木場[64]			
		頬側	舌側	近心	遠心	頬側	舌側	近心	遠心
上顎	第一大臼歯	0	0	0	0	4.1	0	2.5	7.8
	第二大臼歯	7.5	0	7.5	5	2.7	0	6.25	12.1
	第三大臼歯	8.8	0	41.8	40.6	4.2	3.2	12.1	15.4
下顎	第一大臼歯	11.3	7.5	0	0	8.3	3.38	0	0.3
	第二大臼歯	5	2.5	0	0	2	12.6	0	0
	第三大臼歯	9.4	31.2	0	0	3.4	38.5	0	0

8 臨床に必要な歯根形態学のまとめ

　さて，ここまで大量の形態学的情報を皆さんに伝えてきましたが，最後にこれらのデータを臨床医の視点からまとめてみたいと思います．

　歯周治療において覚えておくと便利なデータは，①歯根の長さ（特にCEJから根尖までの長さ），②2根以上の割合が高い歯種，③歯根の分岐部入り口の位置，④歯根の断面形態，⑤80％以上の割合で根面溝が存在する部位，です．それぞれ要点をまとめます．

（1）歯根の長さ

　大まかな歯根の長さ（特にCEJから根尖までの長さ）を把握しておくと，それをデンタルX線写真の所見やプロービング時のデータと比較することにより，アタッチメントの量を推測できます．デンタルX線写真では主に近遠心的な"石灰化した"歯槽骨の大まかな高さが把握でき，CBCTではある程度立体的に骨量が把握できるものの，やはり石灰化した部分に限られます．歯周組織のアタッチメント≠骨量なので，最終的には従来のプロービングが重要になってきます．これにより歯の保存の判断やインスツルメンテーション時の難易度を把握することができます．

　例えば，ある部位のプロービング値が6 mmであった場合，それが歯根長の半分以上歯肉退縮した部位での6 mmと，退縮があまりない部位の6 mmでは臨床的な意味合いが異なります．ですから，診療にあたって，まず平均的な歯根の長さを知っておくことはとても大切です．

先ほどお話ししたデータをまとめると，**多くの歯は隣接面の歯根の長さ（CEJ から根尖まで）が 13～15 mm** です．**例外的に，上顎の犬歯は 19 mm，下顎の犬歯は 16 mm** と覚えると便利です．

（2）歯根の数

歯根の数は基本中の基本ですが，臨床ではしばしばイレギュラーな歯根数の歯に出くわします．歯内療法専門医や歯内療法が得意な GP は，それぞれの歯の根管数を熟知していると思います．ただし，根管数≠歯根数なので，注意が必要です．通常より歯根や根管が多い歯ではそれらが原因で治療結果が思わしくなく，再治療につながることもあります．

覚えておくべき特徴は，**①上顎第一小臼歯では約半数が単根だが 2 根管，②上顎第二大臼歯は 3 根だが癒着が多い，③下顎第一大臼歯は基本 2 根だが 3 根の歯も 30％認められる，④下顎第二大臼歯も基本 2 根だが樋状根が約 30％出現する**，です．

（3）歯根の分岐部入り口の位置

ルートトランクの長さは，上顎第一大臼歯（頬側，近心側，遠心側）と下顎第二大臼歯の舌側で約 5 mm，下顎第一大臼歯（頬側，舌側）と下顎第二大臼歯の頬側で約 4 mm です．分岐部入り口付近でのプロービング値がこれ以上であったら，根分岐部病変の存在を疑い，ファーケーションプローブなどで精査を行う必要があります．

上顎歯の分岐部入り口の頬舌的な位置を知っておくことは，ファーケーションプローブを使う時にも大切です．上顎第一大臼歯の近心では分岐部入り口は口蓋側寄りに存在するのでファーケーションプローブを口蓋側から挿入し，遠心では頬側と口蓋側の中央付近に位置しているため，頬側と口蓋側の両方からアクセスすることが大切です．

（4）歯根の断面形態

歯根の断面形態は，インスツルメントの適合と関係があります．近遠心方向へ圧扁されている歯根の表面は，溝の発生の頻度が高いことに注意すべきです．隣接面などで 1 か所のみ井戸のように深く狭いポケットが形成されている場合は，特にそれが疑われます．ペリオプローブなどを水平方向へ動かし，溝の存在が疑われたら，その溝に沿ってストロークするよう意識しましょう．

（5）80％以上の割合で根面溝が存在する部位

再評価時に，プラークコントロールは問題なさそうなのに，なぜその歯だけ深いポケットが残っているのだろう？　と疑問に思うことがあります．そのような時にこの情報が頭に入っていると，再度非外科処置で臨むのか，歯周外科へ移行するのか，の判断の参考になります．

覚えておくべきデータは，**上顎第一小臼歯の近遠心，第二小臼歯遠心，上顎第一大臼歯の近心根内面，上顎第二大臼歯の近心根内面および外面，下顎前歯の遠心面，下顎第一大臼歯の近心根・遠心根それぞれの内面，下顎第二大臼歯の近心根内面および外面，遠心根内面では 80％以上の割合で根面溝が存在する**ことです．

58 ～ 59 ページに，これらのデータを一覧表にした付録をつけましたので，臨床に役立ててください．

文献

1. 光家由紀子，松尾雅斗. 徹底解剖！ 日本人の歯根形態. デンタルハイジーン. 2021；41(4-10)：360-372，458-461，586-590，698-703，810-815，922-925，1034-1039.
2. 上條雍彦. 日本人永久歯解剖学. アナトーム社，1962.
3. 藤田恒太郎. 歯の解剖学 第22版. 金原出版，1995.
4. 髙橋和人. 図説 歯の解剖学 第2版. 医歯薬出版，1998.

5. 小田　茂，長田　豊，飯田美智子，田口章太，村岡宜明，小鷲悠典，木下四郎．歯根表面積に関する研究．第1報 測定方法と歯根表面積．日歯周誌．1982；24(2)：285-292.

6. 住吉良隆．日本人上顎切歯の形質に関する人類学的研究．九州歯会誌．1975；29(1)：25-42.

7. 小川　淳．歯科用コーンビームCT画像における日本人の歯根と根管形態の観察－上顎前歯部－．日歯内療誌．2021；42(2)：98-101.

8. 岡本　治．写真で見る歯根と根管の形態．医歯薬出版，1983.

9. Peiris R. Root and canal morphology of human permanent teeth in a Sri Lankan and Japanese population. Anthropol Sci. 2008; 116(2): 123-133.

10. Turner CG. Root number determination in maxillary first premolar for modern human populations. Am J Phys Anthropol. 1981; 54(1): 59-62.

11. 中澤弘貴．日本人上顎小臼歯の歯根と根管形態の分析．日歯内療誌．2017；38(1)：31-35.

12. 小川　淳，關聖太郎．歯科用コーンビームCT画像における日本人の歯根と根管形態の観察－上顎小臼歯－．日歯内療誌．2020；41(1)：16-21.

13. 四倉襄一．ヒトの上顎小臼歯の形態，とくに歯冠と歯根との関係について．九州歯会誌．1971；25(1)：58-70.

14. 蒄内純史．真空注入法による歯髄腔の形態学的研究 第1報．歯基礎誌．1971；13(4)：403-427.

15. 松丸健三郎，川上一秀，佐藤良雄，里舘あつ子，管野博之．上顎第一小臼歯の歯根形態と歯周病変について．Ⅱ．根面溝の形態学的研究．日歯周誌．1975，17(2)：251-257.

16. 白数美輝雄．歯の形態学 第2版．医歯薬出版，1978.

17. Prichard JS. Advanced Periodontal Disease. W. B. Saunders, 1965, 13-14.

18. Lee KW, Lee EC, Poon KY. Palato-gingival grooves in maxillary incisors. A possible predisposing factor to localised periodontal disease. Br Dent J. 1968; 124(1): 14-18.

19. Everett FG, Kramer GM. The disto-lingual groove in the maxillary lateral incisor; a periodontal hazard. J Periodontol. 1972; 43(6): 352-361.

20. 奥村鶴吉．小臼歯根ノ猴徴．歯科学報．1914；19(9)：1-7.

21. 鈴木　賢，宮下　元，長谷川紘司．上顎第一小臼歯の根分岐部病変の頻度およびそのX線診断法について．日歯周誌．1980；22(1)：114-121.

22. Zhao H, Wang H, Pan Y, Pan C, Jin X. The relationship between root concavities in first premolars and chronic periodontitis. J Periodontal Res. 2014; 49(2): 213-219.

23. Fan L, Yuan K, Niu C, Ma R, Huang Z. A cone-beam computed tomography study of the mesial cervical concavity of maxillary first premolars. Arch Oral Biol. 2018, 92: 79-82.

24. 中澤弘貴，馬場俊晃，辻本恭久．日本人の上顎第一・第二大臼歯のMulti-detector CT撮像からの歯根ならびに根管形態の分析．日歯保存誌．2015；58(5)：406-415.

25. 江澤敏光，佐藤真一，伊野部哲也．日本人永久歯根形態に関する研究．第1報 上顎第一大臼歯．日歯周誌．1987；3(3)：871-879.

26. JAPAN UNITED COLLEAGUES，水上哲也（編）．日本歯科評論 別冊2013もう迷わない根分岐部病変．ヒョーロン・パブリッシャーズ，2013.

27. 小川　淳，關聖太郎．歯科用コーンビームCT画像における上顎大臼歯の歯根および根管形態の観察．日歯内療誌．2017，38(1)：57-62.

28. Bower RC. Furcation morphology relative to periodontal treatment. Furcation entrance architecture. J Periodontol. 1979; 50(1): 23-27.

29. Chiu BM, Zee KY, Corbet EF, Holmgren CJ. Periodontal implications of furcation entrance dimensions in Chinese first permanent molars. J Periodontol. 1991; 62(5): 308-311.

30. 中澤弘貴，辻本恭久．日本人の下顎前歯部の歯根ならびに根管形態の分析．日歯内療誌．2019；40(2)：96-102.

31. 小川　淳，關聖太郎．歯科用コーンビームCT画像における日本人の歯根と根管形態の観察－下顎前歯－．日歯内療誌．2019；40(1)：26-30.

32. 畑　弘子．下顎前歯に癒合または先天欠如を有した乳歯列の永久歯咬合への推移．小児歯誌．2003；41(3)：549-559.

33. 住谷　靖．日本人における歯の異常の統計的観察．人類学雑誌．1958；67：215-233.

34. 伊藤一三．歯根の形態学的研究 下顎小臼歯の根面溝の日本人とインド人の比較．歯科基礎．1979；21(2)：265-278.

35. 小川　淳，關聖太郎．歯科用コーンビームCT画像における日本人の歯根と根管形態の観察－下顎小臼歯－．日歯内療誌．2018；39(2)：54-59.

36. 須永一洋，佐藤香子，貝津　徹，佐藤友則，北島佳代子，五十嵐勝，川崎孝一．マイクロフォーカスX線CT装置を用いたヒト下顎小臼歯の過剰根管の解剖形態．日歯保存誌．2002；45(1)：133-139.

37. 大塚倉太．下顎小臼歯に出現する根面溝の形態学的研究．九州歯会誌．1996；50(5)：779-790.

38. 伊藤一三，藤村　朗，石井秀彦，遠藤哲彦，野坂洋一郎．下顎第1大臼歯歯根の形態学的研究－下顎第1大臼歯の2根性と3根性の比較．歯基礎誌．1987；29(4)：408-415.

39. de Pablo OV, Estevez R, Péix Sánchez M, Heilborn C, Cohenca N. Root anatomy and canal configuration of the permanent mandibular first molar: a systematic review. J Endod. 2010; 36(12): 1919-1931.

40. 小川　淳，關聖太郎．歯科用コーンビームCT画像における下顎第一大臼歯の歯根と根管形態の観察．日歯内療誌．2017；38(2)：93-98.

41. Tu MG, Huang HL, Hsue SS, Hsu JT, Chen SY, Jou MJ, Tsai CC. Detection of permanent three-rooted mandibular first molars by cone-beam computed tomography imaging in Taiwanese individuals. J Endod. 2009; 35(4): 503-507.

42. Garg AK, Tewari RK, Kumar A, Hashmi SH, Agrawal N, Mishra SK. Prevalence of three-rooted mandibular permanent first molars among the Indian Population. J Endod. 2010; 36(8): 1302-1306.

43. Yew SC, Chan K. A retrospective study of endodontically treated mandibular first molars in a Chinese population. J Endod. 1993; 19(9): 471-473.

44. 小川　淳，關聖太郎．歯科用コーンビームCT画像における日本人下顎第二大臼歯の歯根と根管形態の観察．日歯内療誌．2018；39(1)：12-18.

45. 江澤庸博．一からわかるクリニカルペリオドントロジー．医歯薬出版，2001.

46. 石井直美，益子　丈，鈴木　賢，宮下　元，長谷川紘司．歯周治療に関係する下顎第一大臼歯の諸形質の相互関係．日歯周誌．1982；24(3)：467-475.

47. 前澤和宏，川浪雅光，小路口研治，土佐茂之，石川　純．根分岐部病変の診査に関する研究　下がく第1大臼歯の解剖学的観察と分岐部探針の適合性の検討．日歯周誌．1984；26(1)：110-123.

48. 南場（足達）美弥．ヒト下顎第一大臼歯歯根形態の厚径に関する定量的観察－根分岐部側歯質の菲薄なdanger zoneの存在－．日歯保存誌．2007；50(6)：785-791.

49. Black OV. Descriptive Anatomy of the Human Teeth, 4th ed. The S. S. White Dental Manufacturing, 1902; 59.

50. Jørgensen KD. Macroscopic observations on the formation of the sub-pulpal wall. Odontol Tidskr. 1950; 58(2): 83-103.

51. 大江規玄．歯の発生学．医歯薬出版，1987.

52. Orban B, Mueller E. The development of the bifurcation of multirooted teeth. J Am Dent Ass. 1929; 16(2): 297-319.

53. Kodera H. The role of the dentin island in root bifurcation of the human molar. J Oral Biosci. 2004; 46(6): 545-549.

54. 高橋正志，浅見保子，小林　寛．樋状根の形成過程に関する一考察．歯学．1991；79(3)，642-651.

55. 中山愛一．人の下顎大臼歯に於ける樋状歯根に就いて．口病誌．1941；13：275-281.

56. 小徳賢司．日本人下顎第2大臼歯歯根の形態学的研究．歯科学報．1985；85：43-64.

57. 芦田佐仁．奇形歯の形態病理学的研究とくに，下顎大臼歯樋形歯根について．歯科医学．1963；26：1-54.

58. Masters DH, Hoskins SW. Projection of cervical enamel into molar furcations. J Periodontol. 1964; 35(1): 49-53.

59. 鈴木忠清．人の多根歯根間に現われるエナメル質の形態と好発面．口病誌．1958；25(3)：273-280.

60. 川崎孝一．根分岐部にみられるエナメル突起：発生頻度，位置，広がり，根分岐部病変との関係について．日歯保存誌．1976；19(1)：139-148.

61. 高橋正志．エナメル突起とエナメル滴の出現分布と組織構造について．歯学．1987；75(5)：782-810.

62. Grewe L. Uher Schmelztropfen. Dtsch Monatschr Zahnheilk. 1928; 46: 225-240.

63. 阿部善麿．大臼歯に出現するエナメル突起と歯周病との関連について．日歯周誌．1975；17(1)：29-32.

64. 木場秀夫．エナメル滴に関する形態学的研究，とくに滴エナメル質の組織像と石灰化状態について．日大口腔科学．1986；12(3)：199-221.

65. 藤田恒太郎．歯の組織学．医歯薬出版，1991.

付録 ざっくり把握 日本人の歯根形態

歯種		隣接面の歯根長 （CEJ～根尖）	歯根数	歯根断面 （歯頸部から3 mmと7 mm）	80%以上の割合で 根面溝が存在する部位	根分岐部の状態
上顎	中切歯	14 mm	単根			
	側切歯	14 mm	単根			
	犬歯	19 mm	単根			
	第一小臼歯	14 mm	半数以上が単根		近心面 遠心面	
	第二小臼歯	14 mm	単根		遠心面	
	第一大臼歯	14 mm	3根		頬側近心根内面	ルートトランク 各根5 mm 分岐部入り口の位置 近心：口蓋寄り 遠心：中央
	第二大臼歯	14 mm	3根 （癒合多い）		近心根内面・外面	ルートトランク不明

日本人の歯根長（隣接面CEJ～根尖）：13～15 mm
（例外：上顎犬歯19 mm，下顎犬歯16 mm）

上顎第一小臼歯：およそ半数以上が単根
下顎第一大臼歯：30%が3根
下顎第二大臼歯：30%が樋状根

付録 | **ざっくり把握 日本人の歯根形態**

歯種	隣接面の歯根長 (CEJ～根尖)	歯根数	歯根断面 (歯頸部から3mmと7mm)	80%以上の割合で 根面溝が存在する部位	根分岐部の状態
中切歯	14 mm	単根		遠心面	
側切歯	13 mm	単根		遠心面	
犬歯	16 mm	単根		遠心面	
第一小臼歯	15 mm	単根		近心面	
第二小臼歯	14 mm	単根			
第一大臼歯	13 mm	基本2根だが 3根も30%		近心根内面 遠心根内面	ルートトランク 頬側：4 mm 舌側：4 mm
第二大臼歯	13 mm	基本2根だが 樋状根が30%		近心根内面・外面 遠心根内面	ルートトランク 頬側：4 mm 舌側：5 mm

下顎

80%以上の割合で根面溝が存在する部位 ━━━

付録動画と資料 PDF のご利用について

第1講に掲載されている抜去歯の3D画像の動画と，58〜59ページの「ざっくり把握 日本人の歯根形態」のPDFデータをご利用いただけます．

動画は，上顎前歯〜下顎第二大臼歯の各歯，およびイレギュラーな歯根形態の歯6種類を水平回転・垂直回転させたものです．歯根形態の特徴の把握にお役立てください．

■ 動画のご利用方法

以下のURLまたはQRコードからウェブページにアクセスしてください．
ページ上の項目をクリックまたはタップすると動画を視聴することができます．

▶ https://www.ishiyaku.co.jp/ebooks/447470/

動作環境
- Windows 10以上のMicrosoft Edge，Google Chrome最新版
- MacOS 12以上のSafari最新版
- Android 11.0以上のGoogle Chrome最新版
- iOS／iPadOS 15以上のSafari最新版

■ 資料 PDF のご利用方法

以下のURLまたはQRコードにアクセスすると資料PDFをご利用いただけます．

▶ https://www.ishiyaku.co.jp/ebooks/447470/document.aspx?cid=01

◆注意事項
- ご負担になる通信料金について十分にご理解のうえご利用をお願いします．
- 本コンテンツを無断で複製・公に上映・公衆送信（送信可能化を含む）・翻訳・翻案することは法律により禁止されています．

◆お問い合わせ先

以下のページからお問い合わせをお願いします．
https://www.ishiyaku.co.jp/ebooks/inquiry/
※お電話でのお問い合わせには対応しておりません．ご了承ください．

第2講

超音波インスツルメント

大野 純一

皆さんは毎日のように超音波インスツルメントを使っていると思いますが，案外，見様見真似で使っていませんか？
この講義では，超音波インスツルメントに関して，現代の知識をまとめてみました．

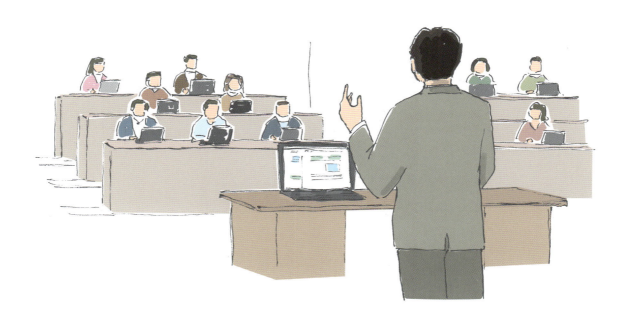

1 超音波インスツルメント登場の経緯

近年，従来の超音波スケーラーはスケーリングとデブライドメント両方に使用されることから，論文などでは「超音波スケーラー」よりも「超音波インスツルメント」という用語が多く用いられます．ですので，この講義では"超音波インスツルメント"という言葉を用いてお話をしていきます．

超音波インスツルメントが最初に臨床に登場したのは1957年で，デンツプライ社（現・デンツプライシロナ社）が発売したキャビトロンという製品でした（図1）．もともと超音波インスツルメントは齲蝕除去の機械として開発が始まったそうですが，その時は歯肉縁上の歯石除去を目的とした機器としてマーケットに登場しました．1990年代に入りデブライドメントの概念の拡がりとともに，各社で歯周ポケットに挿入できる径の細いチップが開発され，現在に至っています．

2 超音波インスツルメントの効果

超音波インスツルメントの働きは主に，① 超音波振動による対象物の物理的な破壊，② 注水によるイリゲーション，③ 注水下での超音波の発生によるキャビテーションとマイクロストリーミング，の3つです．これらにより歯根表面や歯周ポケット内からプラーク・バイオフィルムや歯石，その他の起炎物質を除去していきます．

1 超音波振動

チップ先端の振動により対象物を除去・破壊します．現在，世界の市場に出回っている超音波インスツルメントの周波数はほぼすべて30 kHzに設定されています．1秒間に30,000回という実に繊細な振動です（音波によるエアスケーラーは16〜18 kHz）．ユーザーがこれを変えることは原則としてできません．デバイスのパワー設定を上げると，周波数はそのままですが，チップ先端の「変位振幅（displacement amplitude）」（図2）が大きくなります．それにより破壊・除去力が増加します．

チップは全体が振動するわけではなく，振動する部分（腹：antinode）と，振動しない部分（節：node）に分かれます（図3）．先端の腹の部分はフリーエンドで，"アクティブエリア（active area）"と呼ばれます．この部

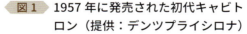

図1 1957年に発売された初代キャビトロン（提供：デンツプライシロナ）

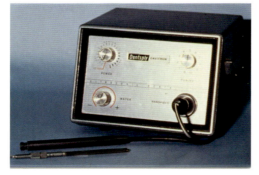

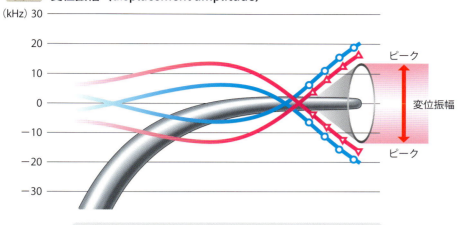

図2 変位振幅（displacement amplitude）

パワー設定を上げると変異振幅が増加して，破壊力が増す

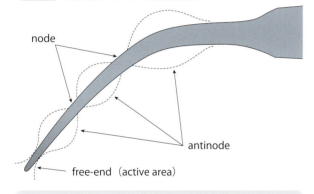

図3 超音波チップの振動様式

超音波チップには振動する部分（腹：antinode）と振動しない部分（節：node）があり，チップ先端はフリーエンド（free-end）となり，その変異振幅が破壊力に影響する

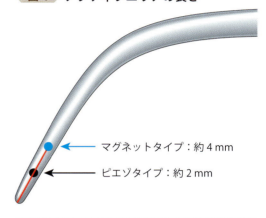

図4 アクティブエリアの長さ

チップ先端から節までがアクティブエリアで，マグネットタイプとピエゾタイプでは長さが異なる

分を利用することにより対象物を除去・破壊していきます．アクティブエリアの長さは機種やチップの形状によって異なりますが，チップ先端から約2〜4mmとされています（図4）．この部分を意識して適切な圧で根面に接触させ続けることが，超音波インスツルメントで仕事をする際のすべての前提になります．

2 イリゲーション（irrigation）

　チップ先端は毎秒30,000回振動するわけですから，当て続けていれば歯根表面には摩擦が生じます．歯根表面との摩擦熱による弊害を減らすために，注水を行います．これが注水の主目的です．もう1つの目的として，歯根表面や歯周ポケット内からある程度のバイオフィルムや内毒素などの汚染物を除去/洗浄（lavage）し，治療部位から血液を洗い流して術者の視野を確保します．その時の注水量に関しては後ほどお話しします．

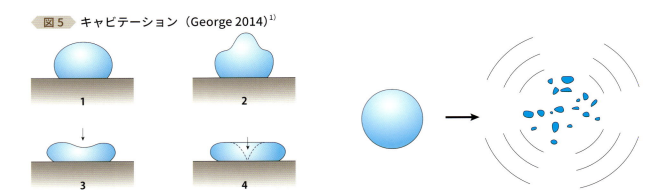

図5 キャビテーション（George 2014）[1]

発生した泡が崩壊する時に衝撃波が発生する
1：表面の泡，2：泡の変形，3：高速液体噴流の発生，4：噴流が泡を貫通し表面を破壊

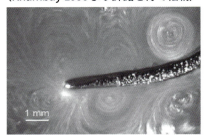

図6 マイクロストリーミング
（Khambay 1999より許諾を得て転載）[2]

水面に浮かべたステアリン酸亜鉛粒子の動きで，変位振幅10.5 µmのチップによるマイクロストリーミングを可視化した．チップ先端より先まで作用が及んでいる

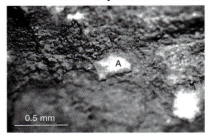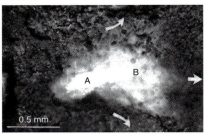

図7 注水によるプラーク除去範囲の違い
（Walmsley 1988より許諾を得て転載）[3]

黒い部分が染色したプラーク．注水なし（左）ではチップ先端の振動によりAのエリアのプラークが除去されているが，注水下（右）では振動＋キャビテーションによりBのエリアまで除去の範囲が広がっている．矢印：水流の方向

3 キャビテーション（cavitation）とマイクロストリーミング（acoustic microstreaming）

　液体中で超音波を発生させると泡が生じ，それはやがて崩壊します．この一連の現象をキャビテーション（cavitation）と呼びます（図5）[1]．潜航中の潜水艦のスクリューから泡が発生する現象もキャビテーションです．注水下ではインスツルメント先端部分において多数の微細な泡が発生しますが，それが崩壊する時に非常に強い衝撃波が発生し，プラーク・バイオフィルムを破壊すると考えられます．医療用や眼鏡のレンズなどの超音波洗浄機でもこのキャビテーションを利用し，物体の表面から汚れを落とします．

　マイクロストリーミング（acoustic microstreaming）は音波・超音波の振動によって生じる微小な液体の循環を指し，プラーク・バイオフィルムの効果的な除去に寄与するとされています（図6）[2]．

　キャビテーションとマイクロストリーミング，この2つの現象はあくまで注水下で発生するものですが，この実験では非注水下での使用に比べて約0.5 mmほど，チップの先端よりも先のプラーク・バイオフィルムに作用することが示唆されています（図7）[3]．

図8 現在国内で販売されている主な超音波インスツルメント

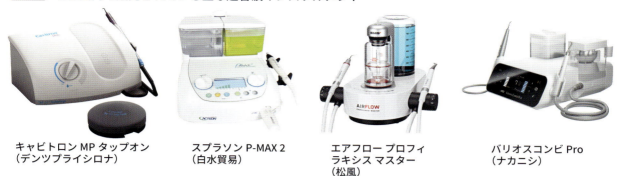

キャビトロン MP タップオン（デンツプライシロナ）　スプラソン P-MAX 2（白水貿易）　エアフロー プロフィラキシス マスター（松風）　バリオスコンビ Pro（ナカニシ）

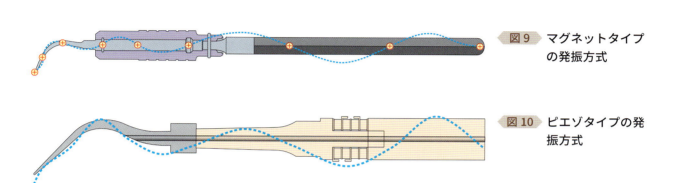

図9 マグネットタイプの発振方式

図10 ピエゾタイプの発振方式

3 超音波インスツルメントの分類

　これまで教科書などでは，超音波インスツルメントはその発振方式により大きく2つに分類されてきました．1つはマグネットタイプ（磁歪タイプ：magnetostrictive ultrasonic units），もう1つはピエゾタイプ（電歪タイプ：piezoelectric ultrasonic units）です．現在，日本国内でよく使われる超音波インスツルメントも，このどちらかに分類されます（図8）．どちらのタイプも，① ハンドピースに電流が流れる→② トランスデューサー（変換子）により電流を超音波へ変換→③ チップ先端への振動の伝達，という流れは同じです．

　マグネットタイプでは電流がハンドピース内のコイルに流れると，磁界が発生し，ニッケル変換子となる内部のスタックが伸縮して振動を発生させます（図9）．このタイプは先端のチップとスタックが一体化しているため，あえて「インサートチップ」と呼ばれます（話がややこしくなるので，この講義では単にチップと呼びます）．

　一方，ピエゾタイプではハンドピースに電流が流れると，ハンドピースの根元に組み込まれた石英やクリスタルなどの変換子が振動し超音波を発生させることによって，装着したチップの先端を振動させます（図10）．

　現時点では，北米ではマグネットタイプが，ヨーロッパや日本ではピエゾタイプのマーケットシェアが大きく，これは超音波インスツルメントの歴史的な発展の過程によると考えられます．私の診療室には両方のタイプがありますが，使用感に微妙な差があり，またチップの種類や形状も異なります．ただし一方が優れているとしたら，超音波インスツルメントが登場して半世紀以上が経過している中で，どちらかがマーケットから淘汰されているはずですし，仮に臨床研究を行うにしても，それぞれに術者の習熟度をそろえることは難しく，両者を直接比較した質の高い研究は見当たりません．機種の選択に際しては，使用する専門家の使用感や好み，習熟度，そして信頼できるメーカーの製品などを考慮することが大切です．

図11 マグネットタイプとピエゾタイプのチップの動きの違い

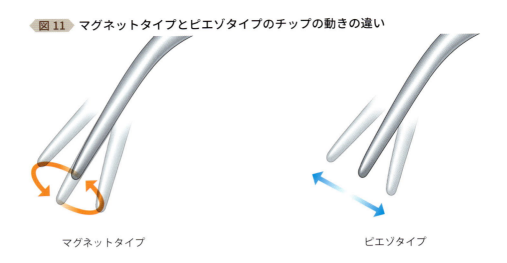

図12 比較的細いピエゾタイプのチップの動き（Lea 2009）[4]

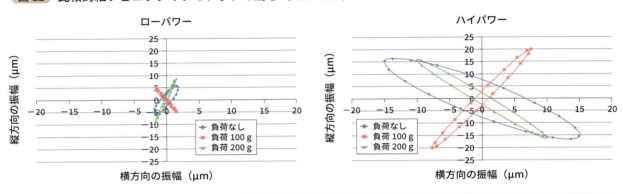

比較的パワーが低ければ負荷なしでは楕円運動を示し，負荷があれば直線運動を示す．パワーが増すとどちらも楕円運動を示す

図13 マグネットタイプのチップの動き（Lea 2009）[4]

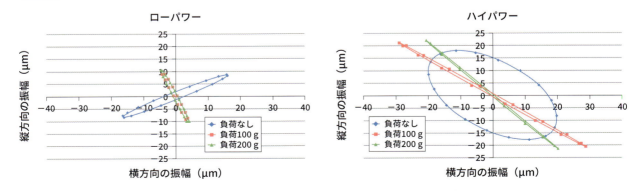

比較的パワーが低ければ負荷なし・負荷ありでも直線に近い楕円運動を示す．パワーが増すと負荷がない状態では典型的な楕円運動，負荷下では直線運動を示す（おそらく根面に沿った動きをしていると思われる）

これまで多くの成書，メーカーの説明書などでは，チップの動きに関してマグネットタイプは楕円運動，ピエゾタイプは直線運動との記述が一般的でした（図11）．この動きの違いにより，メーカー側からはピエゾタイプはチップの側面のみを使うように推奨されています．

　しかしながら，今お話ししたチップの動きに関して，2000年代に入りそれぞれの発振方式の機種を用いて，形状の異なるチップの動きを三次元レーザー振動測定器により解析した論文が発表され，その認識は改められてきました．それによると，マグネットタイプもピエゾタイプもチップが細くなればなるほど，またパワー設定が増せば増すほど，その動きは楕円運動に近づきます．またチップが太くなり，パワー設定が低下し，そしてチップ先端を対象物に押し付ければ押し付けるほど，直線もしくはそれに近い細長い楕円運動へ近づくことが示されました（図12，13）[4]．つまりチップ先端の動きは，マグネットタイプかピエゾタイプかという発振方式よりも，チップの形状（直径）や出力パワー，先端にかかる圧に大きな影響を受けるということです．

　この結果により，現代では従来考えられてきたようなマグネットタイプ＝楕円運動，ピエゾタイプ＝直線運動という図式は，研究者の間では崩れています．このことが臨床にどう影響するかは後で「rコンセプト」としてお話しします（71ページ参照）．

4 チップの選択

1 段階的アプローチ（Staged Approach）の理解

　どのメーカーのインスツルメントも，歯周治療用のチップはその直径により大きく分けて3種類に分類されます．名称はさまざまですが，ここでは便宜上 ① スタンダード，② スリム，③ ウルトラスリムとします（図14）．

　同じパワー設定で使用した場合，チップの直径が太ければ太いほど，歯石などの除去効率は増しますが，歯面へのダメージは大きくなります．反対にチップが細いほど，歯石などの除去効率は落ちますが，歯面へのダメージは抑えられます[5]．また太さは同じでも，チップの断面が角状のタイプは，シリンダータイプよりもエネルギーが角部に集中するため，歯石などの除去効率は増しますが，歯面へのダメージも増します（図15）．

　以上のようなことを踏まえて，皆さんが歯周治療やメインテナンスにおいて超音波インスツルメントを使う際は，「どの部位（歯肉縁上か歯肉縁下のポケット内か）を対象に，何を除去したいのか？」を明確にしてください．具体的には，歯肉縁上の歯石に対してはスタンダードタイプのチップを選択して歯石を除去します（スケー

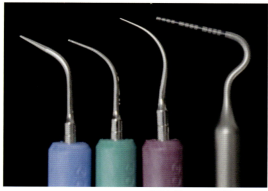

図14 各種チップ（ペリオプローブとの比較）

スタンダード　スリム　ウルトラスリム　ペリオプローブ

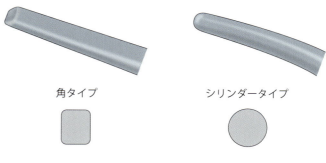

図15 チップの断面形態

角タイプ　　　シリンダータイプ

同じ太さのチップでも，断面の形態によって除去効率や歯面へのダメージは異なる

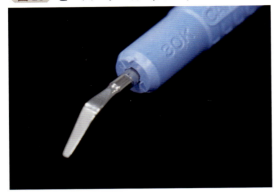
図16 ビーバーテール（FSI-3）

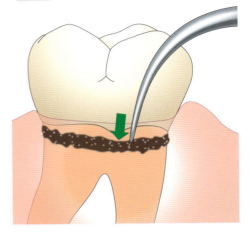
図17 タッピングモーション

リングフェーズ）．これは患者さんのセルフケアの向上と，ポケット内のインスツルメンテーション時に器具の到達性を良くするために行います．次に，歯周ポケット内に挿入可能なチップ（主にスリムタイプ）を選択して，ポケット内や汚染根面の細菌性プラーク・バイオフィルム，その他の汚染物質の除去を行います（デブライドメントフェーズ）．

このように，歯肉縁上のインスツルメンテーションとポケット内のインスツルメンテーションは分けて考えます．つまり歯肉縁上においては歯石の除去効率を，歯肉縁下にある深いポケットに対してはチップの到達性（accessibility）を優先してチップを選択し，インスツルメンテーションを行います．これを**段階的アプローチ（Staged Approach）**と呼びます[6]．

2 スケーリングフェーズ

スケーリングフェーズでは，チップはスタンダードを用います．広範囲に大量に付着した歯石，極端に硬い歯石の除去が必要な場合は，特殊な形状のチップ（例えばビーバーテールと呼ばれるチップ）を使用してもよいでしょう（図16）．強固で硬い歯石に対してはタッピングモーションで，歯石の端を叩くようなイメージで使用します（図17）．

3 デブライドメントフェーズ

歯肉縁下のポケット内のデブライドメントでは根面のプラーク・バイオフィルムやその他の汚染物質を対象とするため，破壊力よりも対象部位への到達性を優先させます．浅いポケットはスタンダードタイプでも対応可能ですが，深いポケットへはアクセスの良い細めのチップ（スリムタイプ：各メーカーの歯肉縁下用）を選択します．また深く狭いポケットに対しては，ウルトラスリムタイプを使用することも1つの方法です．このタイプは到達性が良いため，使用頻度が高くなりがちですが，その反面デブライドメントの効率は悪くなりますので，あくまで補助的に用います．

メーカーによっては弯曲型のチップ（curved tip）が提供されています（図18）．特に大臼歯部隣接面や根分岐部病変，また最後臼歯遠心，大臼歯の根の弯曲部などへのアクセスに優れています（図19）．

根分岐部へのアクセス時にはファーケーションプローブのように使用するのではなく，チップを寝かせて挿入します．そのことにより，チップの背面と側面の接触面積を最大化することができます（図20）．

図18 弯曲型チップの例

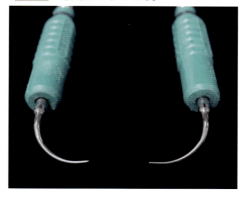

Curved Slim（FSI-SLI-10R, FSI-SLI-10L）（デンツプライシロナ）

図19 弯曲型チップによる根弯曲部へのアクセス

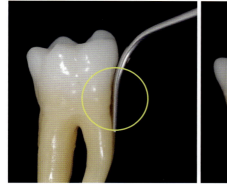 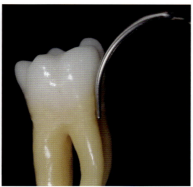 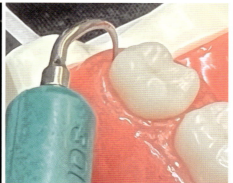

通常のチップ（左）ではデッドスペースが生じる可能性の高い部位でも，弯曲形チップ（中央）であればアクセス可能．右：弯曲型チップによる最後臼歯遠心部へのアクセス

図20 根分岐部へのチップの挿入

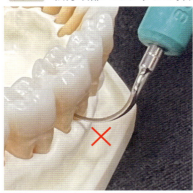 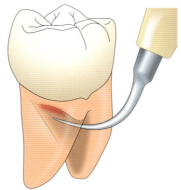 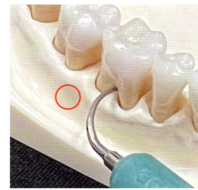

不適切：チップの内面は決して根分岐部の天井には沿わない

適切：チップの背面と側面が接触する

5 パワーと注水の設定

使用時のパワー設定はどのように考えたらよいでしょう？　同じチップを使うと仮定すると，パワーを増せば硬い歯石などの除去効率は上がりますが，歯質へのダメージも大きくなり，反対にパワーが小さければ除去効率は落ちる（もしくは除去できない）ものの，根面のダメージは避けられます[5]．これは超音波インスツルメントの"パラドックス"と言うべき問題で，対象物の除去効率と歯のダメージはトレードオフの関係です．

効率良く除去でき，しかし歯根面へのダメージが最も少ないパワー設定を「最小有効出力（minimum effective power）」と呼びます[6]．この最小有効出力は，フェーズごとに，また使用するチップの太さや断面形状，何を除去したいのか（硬い歯石か，それとも根面のプラーク・バイオフィルムか）によって異なります．

ポケット内でのデブライドメント時には，プラーク・バイオフィルムを除去してかつ十分なキャビテーションを起こし，根面のダメージを最小限に抑える必要があるので，スタート時には"ミディアム"の出力が推奨されます[6]．ただ，後でお話しするように，同じミディアムのパワー設定でも使用中に適宜調整していくことが大切です．

パワー設定と同時に大切なのが，注水量の設定です．注水の目的は，① チップと根面との摩擦で生じる熱の発生を抑えること，② 歯根表面やポケット内からバイオフィルムや内毒素などの汚染物を除去/洗浄すること，③ 治療部位の視野を確保すること，④ キャビテーションやマイクロストリーミングの効果を発揮することです．それらを念頭に置くと，実験室レベルでは $20 \sim 30$ mL/min が最も適正とされています[6]．

注水量は各機種で大まかに調整できますが，注水そのものの効果は注水量の設定だけでなく，チップのデザインや機械のパワー設定にも影響を受けます．注水が多すぎるとインスツルメンテーションは行いづらく，また少なすぎても効果が十分に発揮されません．また太いチップではエアロゾルが発生しやすくなりますが，大量のエアロゾルが発生するとチップの先端まで水が届きません．これは先ほどお話しした注水の効果を減じる可能性があります．適正な注水量 $20 \sim 30$ mL/min はチェアサイドで計測できないので，チェアサイドではパワー設定をミディアムとした時にチップの先端からポタポタと滴下する程度に注水量を調整することが推奨されます[6]．

6 インスツルメンテーション時の原則

どの機種を用いるにしても，① ハンドピースを把持し，レストを確保してチップを歯面に適合させる，② チップを動かす，という一連の流れは同じですので，この順番にお話ししていきます．

1 Step 1：ハンドピースの把持とレストの確保

ハンドピースを把持する際には**図 21** のように，タービンやコントラを把持する時よりもやや長めに把持します．後でお話ししますが，チップの先端は $2 \sim 3$ mm のストロークで動かし続けることから，ハンドピースを短く把持しすぎるとそれが困難になるためでもあります．

またあらゆる歯科治療において，器具の使用時にレスト（固定点）を確保することの大切さは，改めて説明する必要もないでしょう．レストの確保のない治療は事故につながりかねませんし，レストを確保することにより，器具先端の繊細な動きが可能になります．ただし術者，患者それぞれにおいて，手指や開口量，歯列の大きさな

図21 ハンドピースの把持

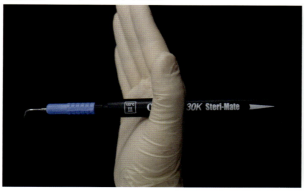
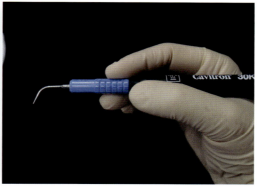

やや長めに把持する

図22 "r"コンセプト

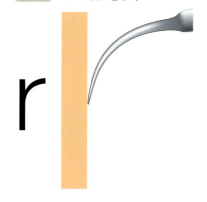

チップの背面も利用したインスツルメンテーション．背面と歯根面の関係が"r"の文字に似ていることから名づけられた

図23 rコンセプトを応用したチップのアクセス

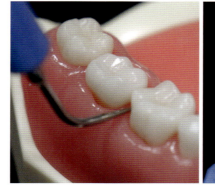
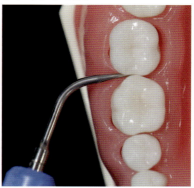

チップの側面のみを用いると，臼歯部の隣接面への接触は限られるが（左），チップの背面を使うことで接触面積が増え，視認性も向上する（右）

どの条件が異なります．手指の繊細な動きのためにレストは，① 対象歯の近く，② 口腔内固定，③ 口腔外固定の順で優先としますが，個々のケースで判断していくべきです．

2 Step 2：チップの当て方

（1）"r"コンセプト（デブライドメント時）

　先ほど少し触れましたが，これまでピエゾタイプはチップ側面のみの使用が推奨されてきました．しかし最近になって，ピエゾタイプでも十分に細いチップを用いてパワー設定に配慮すると，マグネットタイプのようにチップの先端が楕円状に動くことがわかりました（ピエゾタイプでは機種や使用するチップによりパワーが異なるため各ユーザーで調整が必要です）．そのためピエゾタイプでも，デブライドメント時にチップの側面に加えて背面も使えることになります．最近の英語圏の成書でも，このような記述へと変化がみられます[6]．このチップの背面を利用してデブライドメントを行うことを，この講義では「rコンセプト」と呼びます（図22，23）．

図24 スケーリングフェーズにおけるチップの当て方

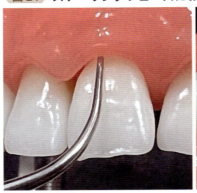
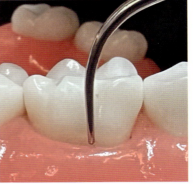

歯軸と平行に沿わせる

図25 頬舌側のデブライドメントフェーズにおけるチップの当て方

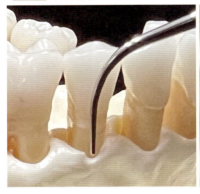
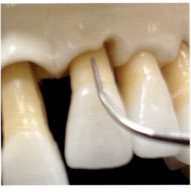

歯軸と平行に挿入する

図26 隣接面における当て方

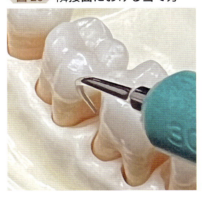

コンタクト部を避け，やや角度をつけてチップを挿入する

　「rコンセプト」では側面のみを用いる場合に比べて，①チップの接触面積が大きくなり，デブライドメントの効率が上がる，②チップ先端のアクセスが有利になる，③施術時の視認性が向上する（図23），④術者のポジションの自由度が高まる，という利点があります．

　ピエゾタイプのユーザーがこのrコンセプトを応用する場合は，なるべく細いチップを選択し，使用中は不快な音が出ない範囲内で最も高いパワー設定で用いることをお勧めします．あらかじめアルミの缶などにチップの背面を当てて，各機種，各チップのおおよその基準を自分なりに決めておくとよいでしょう．

（2）スケーリングフェーズ

　頬舌（口蓋）側面の除石時は，歯面において歯軸と平行に沿わせて，歯石表面に触れていきます（図24）．隣接面においては手用インスツルメントと同じように，歯軸に対して斜めまたは水平にチップを沿わせます．

（3）デブライドメントフェーズ

　頬舌（口蓋）側面では，歯周プローブのように歯軸と平行に挿入していきます（図25）．ポケット底まで到達可能であること，根面溝などに沿うチャンスが生まれること，背面を使用するとチップのアクティブエリアの接

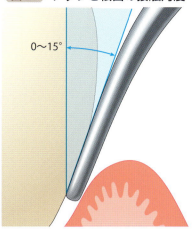

図27 チップと根面の接触角度

チップ先端は根面に対して15°以内が推奨される

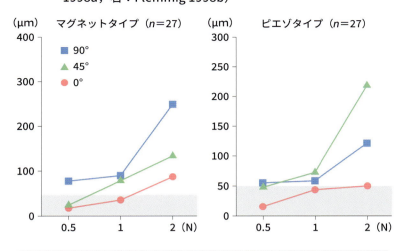

図28 チップの角度，圧と歯質のダメージの関係（左：Flemmig 1998a，右：Flemmig 1998b）[8,9]

ミディアムパワーで使用した場合の結果のみ提示．チップと根面の圧が大きければ歯質のダメージが大きくなるが，ピエゾタイプでは90°ではなく45°の角度で最もダメージが大きくなる

触面積が大きくなり効率良く対象の根面に触れられること，またキャビテーションとマイクロストリーミングの効果が最大限に期待できることといった利点から，デブライドメントにおいてはこの当て方が第一選択となります．

歯間部の深いポケットへのアクセスは隣接面コンタクト部が邪魔をするので，なるべく歯軸に合わせて，やや角度をつけて挿入していきます（図26）．この時は頬・唇側からのアクセスと舌・口蓋側からのアクセスの2方向から行い，汚染根面をすべてカバーするように心がけます．

3 Step 3：チップと根面の接触角度と接触圧

チップ先端は根面へのダメージを最小限に抑えるため，できるだけ根面へ沿わせる（0〜15°）ことが推奨されています（図27）[7]．ピエゾタイプとマグネットタイプでは，作業中の歯面に対するチップの角度への注意点が少し異なります．Flemmigら[8,9]の報告によると，マグネットタイプでは角度に比例して根面へのダメージが増え，90°が最も根面へダメージを与えます．一方，ピエゾタイプにおいては根面が最もダメージを受ける角度は45°で，90°では逆に根面のダメージはやや軽減されます（図28）．ポケット内へ使用する時は，根面に突き立てることは物理的に不可能ですが，45°というのはハンドインスツルメントを根面に当てる角度ですので，ピエゾタイプを使う場合は注意が必要です．

チップを根面に当てる際の側方圧に関しては，"必要最小限の圧"ということになりますが，弱すぎると根面に触れ続けることが難しく，強すぎると根面へのダメージが増し，チップ先端の細かい動きが難しくなり，プラーク・バイオフィルムなどの汚染物の効率的な除去ができません．側方圧は0.5〜2N（ニュートン）が推奨されています[5]が，対象物の硬さにより術者がコントロールしていきます．ただ，臨床的にニュートンを意識することは難しいと思いますので，日常でよく用いる歯周検査用のプローブの感覚に置き換えてみるとよいでしょう．0.5Nは"プローブ先端がわずかに触れ続けている感覚"，1〜2Nは"プローブ先端で根面を探る時の感覚"と覚えておけば参考になるかと思います（表1）．

表1 Staged Approach における各種の推奨条件

目的	使用するチップ	出力	チップの断面	角度
歯肉縁上の歯石の除去	標準または太め	最初は中等度	シリンダーまたは角タイプ	0〜15°
歯周ポケット内のデブライドメント	標準または細め	最初は中等度	シリンダータイプ	0〜15°

4 Step 4：ワーキングストローク (stroke) とモーション (motion)

「ストローク」と「モーション」，この２つは混同されがちです．"ワーキングストローク"は術者の手指によるチップの動かし方を意味します．術者視点でのチップの動きと考えてよいでしょう．これに対して"モーション"という言葉は，チップの動きを客観的な視点から表現した言葉と言えます．

デブライドメント時のワーキングストロークで最も大切なことは，根面へのダメージを避けるために同じ部位に留めないということです．チップの先端が常に振動しているためです．ワーキングストロークが適切でないと，根面の汚染や感染の除去が大雑把になり，治療効果を発揮できません．このためにチップの先端はいくつかの原則に準じて動かしていきます[6]．

① 均等な往復運動（bi-direction and equally distribution）であること（**図29**）
② ２〜３mm の振れ幅（short）であること
③ 重ね掛け（overlapping）を意識してすべての汚染根面をカバーすること

つまり「面」を意識してチップ先端を動かしていくことが重要です．これをわかりやすく言い換えると，消しゴムで紙の上の文字を効率良く消していく動作に似ています．具体的にはチップの先端が常に弱圧で根面に触れ続け，２〜３mm のストロークで，汚染根面全面をカバーするためには微細なモーション，すなわち消去モーション（erasing motion）が必要です．

さらに，動かす方向によって３種類のストロークがあります．すなわち，① 水平ストローク，② 斜向ストローク，③ 垂直ストロークです．

（1）水平ストローク

チップ長軸と直交する方向へ動かすことを水平ストロークと呼びます（**図30**）．頬舌側の歯肉縁上の除石，歯肉縁下のデブライドメント時に歯冠および歯根面の頬舌側，唇口蓋側のインスツルメンテーション時の動きとなります．重度に進行した深く広範囲に形成されたポケットでは水平ストロークを保ったまま，**図31** のようにポケットの入り口から２〜３mm の幅を意識して「ルート」を作っていきます．ポケット底へ向けて挿入し，ポケット底へ到達したら同じルートをたどっていったん歯肉辺縁へ戻ります．次に，すぐ横へわずかにずらして，再び歯肉辺縁からポケット底までチップを進めます．これを根面全体がカバーできるまで行います（チャネリングテクニック：channeling technique）[6]．

（2）斜向ストローク

水平ストロークが難しい箇所，特に隣接面の根面においてはチップ先端をその長軸に対して斜めに動かします（**図32**）．１方向からの挿入では根面をカバーできないことが多いため，双方向からのアクセスが必要になります．

（3）垂直ストローク

水平ストロークも斜向ストロークも難しい部位，例えば歯肉縁上のスケーリング時に歯間乳頭でふさがれた隣

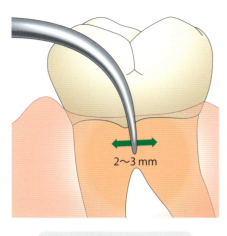
図29 チップ先端の動かし方の原則
2〜3 mm
双方向に均等な圧で2〜3 mmの振れ幅で動かす

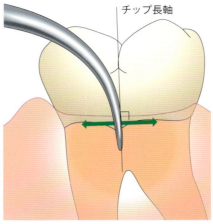
図30 水平ストローク
チップ長軸

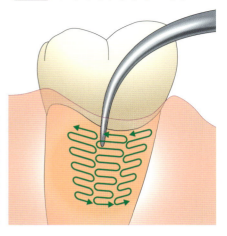
図31 チャネリングテクニック

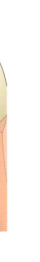
図32 斜向ストローク

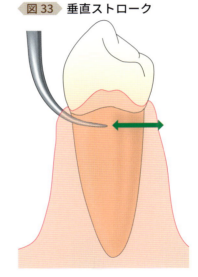
図33 垂直ストローク

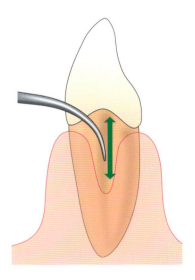

接面や，水平ストロークが難しいポケット入り口が狭く深いポケット内，そして根分岐部病変の内部においては，チップ先端をその長軸方向へ動かして汚染物を除去していきます（図33）．

7 根分岐部病変に対する超音波デブライドメントの効果

根分岐部病変に対して，超音波インスツルメントの使用はどの程度有効なのでしょう？
2000年代以降の臨床研究をいくつかご紹介します．dos Santosら[10]は抜去歯の測定から，根分岐部病変の入

図34 頬舌側および隣接面における根分岐部病変の改善（Del Peloso Ribeiro 2007）[12]

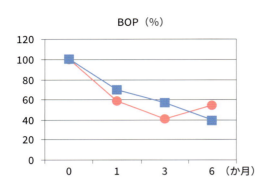
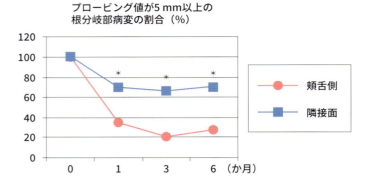

り口の90%が0.6 mm以下の幅であったのに対して，ポケット内に使用されるハンドインスツルメントの多くがそれ以上の幅であることを報告しています．となると多くの根分岐部病変では，手用器具を到達させるのが困難であることが推測されます．

　Del Peloso Ribeiroら[11,12]は超音波インスツルメントを用いた2つの臨床比較研究を報告しています．2006年の研究では，5 mm以上のBOPを伴う頬舌側の根分岐部病変Ⅱ度（Hampの分類）に対して，ポビドンヨードあるいは水を用いたインスツルメンテーションを比較しました．著者らはポビドンヨードを使用するメリットはなかったとしているものの，超音波インスツルメントを用いた臨床パラメーターは6か月の時点でどちらも大きく改善したと報告しています[11]．

　同じグループの2007年の研究では，頬舌側の根分岐部病変Ⅱ度と，隣接面における根分岐部病変Ⅱ度に対するインスツルメンテーションを比較し，改善の違いについて報告しました[12]．結果は，どちらの部位に対してもある程度の臨床的な改善が認められ（図34），頬舌側の根分岐部病変は隣接面部における病変よりも大きく改善していました．このことは，チップ先端の到達性が大切であることを示唆しています．

　2011年にTomasiら[13]は，再治療が必要な根分岐部病変に対してドキシサイクリンと超音波インスツルメントを併用した研究を報告しました．この研究の中で，最初に超音波インスツルメンテーションのみを行った段階（3か月）の臨床パラメーターを見ていくと，治療前にⅠ度であった根分岐部病変では38%が改善（プローブが挿入できない状態）し，7%に悪化が認められ，Ⅱ度では25%が改善，17%に進行が認められたとしています．再治療のフェーズでは，ドキシサイクリンの併用に関しての優位性は認められませんでした．

　これらの結果を眺めると，根分岐部病変に対する超音波インスツルメントを用いたインスツルメンテーションには，十分とは言えないまでも一定の効果はあるようです．

8　その他の臨床的な留意点

1　チップと機械の個体差

　超音波インスツルメントは，デバイスにより発生させた超音波振動をハンドピースに接続したチップを介して対象物に伝えることが基本的なメカニズムであることは先ほどお話ししました．

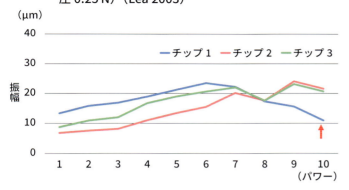

図35 ある機種におけるパワー設定と振幅の関係（接触圧 0.25 N）（Lea 2003）[14]

チップ1～3は同じデザインだが，振幅にばらつきが見られた．パワー設定を増加させても設定通りに振幅しないチップもあった（矢印）

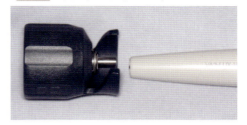

図36 トルクコントローラー

　ところで，皆さんが使っているデバイスは正常に作動していますか？　装着したチップは振動を正しく伝えているでしょうか？　このことに少し触れておきます．

　超音波インスツルメントのチップの振幅の変位を，レーザースキャニングで測定した研究を紹介します．2種類の超音波インスツルメントを対象に接触時と非接触時のチップ先端の振幅を測定したところ，図35のような結果が認められました[14]．すなわち，同じデザインのチップでも振幅はバラバラで，パワー設定を増加させてもチップによっては設定通りに振幅しない，つまりチップの製品間でばらつきがあるということです．

　チップも機械も工業製品です．ある程度の個体差が生じることを，われわれは許容しなければいけません．しかし，実際にそれが診療に影響を及ぼすとすれば問題です．

　また，ピエゾタイプではチップをハンドピースへ装着する際に，きつく締めすぎても，また逆に緩くなっても振動が正しく伝わりません．可能であれば，トルクのコントロールをしっかりマネジメントすることが大切です（図36）．

2 チップの摩耗

　チップ先端はある程度使用していると摩耗し，短くなります．この摩耗は臨床のパフォーマンスにどの程度影響するのでしょうか？

　Leaら[15]は人為的に先端を摩耗させたチップを用いて，歯根に押し付けた場合と押し付けない場合に分けて，その変位振幅（振れ幅）を走査型レーザー振動計で調べました（図37）．この研究では歯肉縁上用のチップ，すなわち深いポケット内に挿入するスリムタイプよりやや太いチップを用いています．結果を見ると，1 mmの摩耗を超えたあたりから振幅は急激に低下しています．変位振幅は縁上歯石などを除去する際の効率に関わるので，チップの摩耗は治療の効率や効果に大きな影響を与えると思われます．

　メーカーは2 mm以上の摩耗でチップの交換を推奨していますが，治療の効率を求めるのであれば，もう少し早めに交換してもよいと思います．チップの交換を判定するために，多くのメーカーはチップ先端の摩耗量が判別できるシートを用意しています（図38）．

図37 チップの摩耗と変位振幅の関係（Lea 2006）[15]

走査型レーザー振動計による計測値．摩耗が1 mmを超えると振幅が低下する

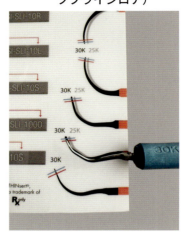

図38 チップ先端の摩耗チェックシート（提供：デンツプライシロナ）

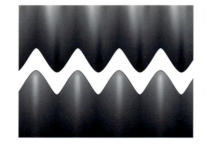

適合　チップ側　ハンドピース側

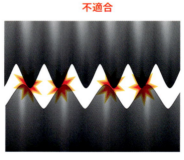

不適合

図39 ネジ山のピッチ

ピッチが異なるとネジ山を痛め，早期の摩耗が生じハンドピース内で破折する可能性がある

3　非純正チップのリスク

　安価なチップはユーザーにとって魅力的です．しかし，メーカーに寄せられたハンドピースの修理依頼では，非純正品チップが原因と思われるハンドピース内での破折が多いと聞きます（非公表データ）．適正なチップの条件として，①ハンドピース側とチップ側のネジ山の形状が同じであること，②ネジがスムーズに取り付けられること（ネジが変形していないこと），③ネジ表面が荒れていないこと（バリがなく，加工仕上げが滑沢であること）などが挙げられます．

　まずネジ山のピッチが違うと，ネジを痛めます（図39）．正しい組み合わせであることが大前提となります．ネジ山形状が合っていないチップを使用した場合には，ネジ山の早期の摩耗，接触不良による振動の減衰，最悪の場合にはネジの破折などが考えられます（使用回数にもよります）．また着脱時にはネジが咬み込んでしまい，チップが取り外せなくなります．わが国で多く使用されるピエゾタイプのネジの規格には，①旧JIS規格（M3：ピッチ0.6 mm），②ISOおよび新JIS規格（M3：ピッチ0.5 mm）の2種類があり，さらに部品等級として仕上げ程度による等級A，B，Cがあります．

　非純正品を使用する場合，それぞれのチップのクオリティーをユーザーがチェックすることはなかなか難しいと思います．したがって，リスクなどを考えると各メーカーの純正品を使うことが最も無難な選択でしょう．

4 患者さんの不快感

超音波インスツルメント使用中の患者さんの不快感に関しては，主に被検者の主観に基づいた報告があります．ピエゾタイプとマグネットタイプを比較した研究を総覧すると，ピエゾタイプがより不快感が少なかったという報告[16]もあれば，マグネットタイプのほうが不快感が少なかったとする報告[17]もあり，両者に違いは認められなかったという報告もあります[18]．

痛みなどの不快感に関係が深いのは，チップ先端の「変位振幅」と歯面へ接触する「角度」であるため，デバイスのパワー設定やチップの選択，そして術者の技量に左右されることは容易に想像でき，これらの条件を臨床研究において科学的にそろえることは困難だと思います．

こういったことを踏まえて皆さんにアドバイスできるとしたら，それぞれの機種のオフィシャルなトレーニングを受けた，ある程度の経験のある専門家が自分の好みの機種を用いて臨床に臨むことが，最も患者さんの不快感の軽減につながるということではないでしょうか．

おわりに

多くの専門家にとって，超音波インスツルメントは学生実習から触っていて馴染みがあるものでしょう．しかしながらそれゆえ，それに特化した教育を受ける機会は少ないのではないでしょうか．そこが1つの盲点になっているような気がします．かく言う筆者自身も最初は見様見真似で，いつのまにか使える気になっていました．現時点でもまだまだ系統立ったトレーニングを提供できる機関や組織が少ないなぁ，というのがわれわれの実感です．機会がありましたら，ぜひ質の高いトレーニングを受けることをお勧めします．それにより超音波インスツルメントの性能を120％発揮できるようになり，最終的に患者さんの利益につながることを確信しております．

文献

1. George MD, Donley TG, Preshaw PM. Ultrasonic Periodontal Debridement: Theory and Technique, 1st ed. Wiley Blackwell, 2014.
2. Khambay BS, Walmsley AD. Acoustic microstreaming: detection and measurement around ultrasonic scalers. J Periodontol. 1999; 70(6): 626-631.
3. Walmsley AD, Laird WR, Williams AR. Dental plaque removal by cavitational activity during ultrasonic scaling. J Clin Periodontol. 1988; 15(9): 539-543.
4. Lea SC, Felver B, Landini G, Walmsley AD. Three-dimensional analyses of ultrasonic scaler oscillations. J Clin Periodontol. 2009; 36(1): 44-50.
5. Jepsen S, Ayna M, Hedderich J, Eberhard J. Significant influence of scaler tip design on root substance loss resulting from ultrasonic scaling: a laserprofilometric in vitro study. J Clin Periodontol. 2004; 31(11): 1003-1006.
6. George D, Botbyl D, Donley TG, Preshaw PM. Ultrasonic Periodontal Debridement: Theory and Technique, 2nd ed. Wiley Blackwell, 2023.
7. Nield-Gehrig JS, Sroda R, Saccuzzo D. Fundamentals of Periodontal Instrumentation and Advanced Root Instrumentation, 8th ed. Jones & Bartlett Learning, 2020.
8. Flemmig TF, Petersilka GJ, Mehl A, Hickel R, Klaiber B. Working parameters of a magnetostrictive ultrasonic scaler influencing root substance removal in vitro. J Periodontol. 1998a; 69(5): 547-553.
9. Flemmig TF, Petersilka GJ, Mehl A, Hickel R, Klaiber B. The effect of working parameters on root substance removal using a piezoelectric ultrasonic scaler in vitro. J Clin Periodontol. 1998b; 25(2): 158-163.
10. dos Santos KM, Pinto SC, Pochapski MT, Wambier DS, Pilatti GL, Santos FA. Molar furcation entrance and its relation to the width of curette blades used in periodontal mechanical therapy. Int J Dent Hyg. 2009; 7(4): 263-269.
11. Del Peloso Ribeiro E, Bittencourt S, Ambrosano GM, Nociti FH Jr, Sallum EA, Sallum AW, Casati MZ. Povidone-iodine used as an adjunct to non-surgical treatment of furcation involvements. J Periodontol. 2006; 77(2): 211-217.

12. Del Peloso Ribeiro E, Bittencourt S, Nociti FH Jr, Sallum EA, Sallum AW, Casati MZ. Comparative study of ultrasonic instrumentation for the non-surgical treatment of interproximal and non-interproximal furcation involvements. J Periodontol. 2007; 78(2): 224-230.

13. Tomasi C, Wennström JL. Locally delivered doxycycline as an adjunct to mechanical debridement at retreatment of periodontal pockets: outcome at furcation sites. J Periodontol. 2011; 82(2): 210-218.

14. Lea SC, Landini G, Walmsley AD. Displacement amplitude of ultrasonic scaler inserts. J Clin Periodontol. 2003; 30(6): 505-510.

15. Lea SC, Landini G, Walmsley AD. The effect of wear on ultrasonic scaler tip displacement amplitude. J Clin Periodontol. 2006; 33(1): 37-41.

16. Muhney KA, Dechow PC. Patients' perception of pain during ultrasonic debridement: a comparison between piezoelectric and magnetostrictive scalers. J Dent Hyg. 2010; 84(4): 185-189.

17. Ikeda Y, Kawada A, Tanaka D, Ikeda E, Kobayashi H, Iwata T. A comparative questionnaire study of patient complaint levels between magnetostrictive ultrasonic scaler (Cavitron®) and piezoelectric ultrasonic scalers. Int J Dent Hyg. 2021; 19(3): 273-278.

18. Daly S, Newcombe RG, Claydon NCA, Seong J, Davies M, West NX. A randomised controlled trial to determine patient experience of a magnetostrictive stack scaler as compared to a piezoelectric scaler, in supportive periodontal therapy. J Dent. 2020; 93: 103279.

第3講

歯周基本治療におけるインスツルメンテーション

加藤 雄大・大野 純一

近年，歯周基本治療の考え方が大きく変わってきています．
従来はSRPが主に行われてきましたが，さまざまな研究から「歯周デブライドメント」へ大きく舵が切られてきました．
何が変わって，何が変わらないのか？　もう一度確認してみてください．

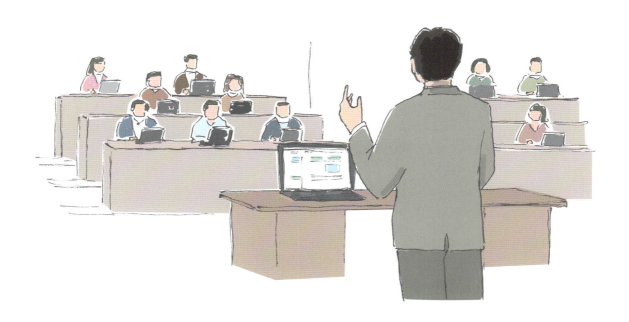

1 歯周炎は炎症性疾患

歯周炎とはどのような疾患なのでしょうか？　日本歯周病学会の『歯周治療ガイドライン2022』[1] によると，歯周炎は "細菌などによって歯周組織に生じる炎症性破壊性疾患である" とされています．これまではある特定の細菌が引き起こす疾患と考えられていましたが，近年では，正常な細菌叢が病原性の高い細菌叢にシフトする，いわゆる「ディスバイオーシス（dysbiosis）」が多くの炎症性疾患の引き金となることがわかり，歯周炎の原因も同様に考えられるようになってきました．つまり，細菌性プラーク内のディスバイオーシスが歯周組織の炎症を亢進し，組織破壊が起こることに注目が集まっています[2-4]．

2 歯周基本治療の現実的なゴール

歯周基本治療のターゲットは，歯周組織の炎症の原因である歯肉縁上・縁下の細菌性プラーク，そして細菌性プラークに覆われた歯石を除去することです[5]．ただ，歯肉縁下のインスツルメンテーション[註] によって，歯根表面の細菌性プラークや歯石を完全に取り除くことはできるのでしょうか？

残念ながら多くの研究結果が，入念にSRPを行ってもそれらは歯根表面に残ってしまうことを示しています[6,7]．Caffesseら[7] は，抜歯予定の歯に対しSRPを行った後，抜歯し，根面を観察しました．すると，4 mmを超える歯周ポケットを有する歯面の約半数に歯石が残っていました．

実際の臨床では歯周ポケット内の根面，特にポケット深部を直接見ることはできないため，歯石の有無は歯周プローブや細い探針による触診でしか判断することができません．しかし，Shermanら[8] によると，複数の歯周病専門医が根面の触知により十分にSRPできていると判断が一致した歯を抜歯して顕微鏡で調べたところ，抜歯前に触診で根面に歯石なしと判断された歯面のうち，77.4％で歯石が確認されました．このことは，歯周プローブや探針などによるチェックの難しさを証明しています．

それにもかかわらず，これまで非常に多くの臨床研究が，非外科的な歯肉縁下のインスツルメンテーションで歯周ポケットが減少することを報告しています[9,10]．このことは，細菌性プラークや歯石を根面から完全に除去できなかったとしても，歯周組織の炎症状態が改善する可能性を示しています．したがって，歯肉縁下のインスツルメンテーションの現実的なゴールとは，歯根表面の細菌性プラークや歯石を生体が許容できるレベルにまで減らし，炎症が改善していく環境を獲得することと言えるでしょう．

生体が許容できるレベルの細菌の量は，細菌叢のディスバイオーシスの違いや，われわれの免疫力，炎症に関わる遺伝因子，喫煙や糖尿病といった環境因子によって，個々人に差があると考えられます（図1）[11]．これらのうち，遺伝因子を変えることはできませんが，環境因子である喫煙習慣や血糖値は患者さんによってコントロール可能です．歯周組織の炎症のコントロールをより容易にするため，歯周病の原因である細菌性プラークの除去とともに，これらの因子の改善にも取り組むべきです[1,12]．

註　インスツルメンテーションの定義について：英語論文や海外の成書などではアメリカ国立医学図書館（NLM）が作成しているMeSH（Medical Subject Headings：医学主題用語集）の定義が使われているようです（第0講参照）．この講義で引用している文献も英語論文が主であるため，この定義でお話ししていきます

図1 歯周炎の発症機序とリスクファクター（Page 1997を一部改変）[11]

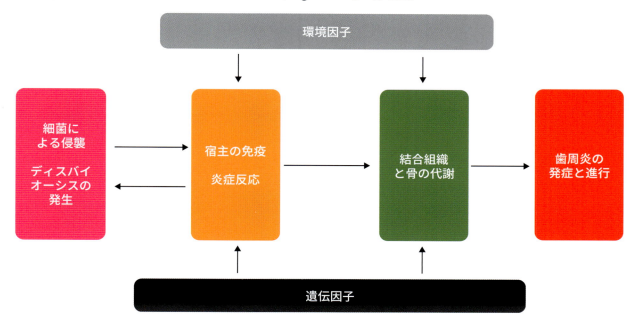

3　歯周組織の治癒

歯周基本治療により臨床的にはどのような変化が起きるのでしょうか？ Badersten ら[13]は，歯周組織の変化を治療開始時のプロービングポケットデプス（PPD）別に示しています（図2）．図から，歯周基本治療後，歯肉辺縁の炎症が改善すると歯肉退縮が起き，PPD が浅くなることがわかります．また，結合組織内の炎症が改善し，プローブの先端が治療開始時より深くまで入らなくなることで，PPD が改善しています．これをクリニカルアタッチメントレベル（CAL）のゲインと呼びます．歯周基本治療後に起きる PPD の減少は，歯肉退縮と CAL ゲインによって起きているわけです．

興味深いことに，治療開始前の PPD が深い部位のほうが PPD が大きく減少しています．つまり治療前の歯周ポケットが深くても，歯周基本治療によって歯周組織の炎症の改善は起こる，ということがわかります．逆に，3 mm 以下の浅い歯周ポケットに SRP を行うと CAL ロスが生じるので，治療開始前にどの部位に SRP が必要なのか判断することが重要です．

また Badersten らのこの研究は，歯周基本治療後の歯周組織は SRP 後 1 か月間に最も大きく改善し，その後 3 か月間にわたって変化が続くことを示しました[14]．このことから，歯周基本治療の効果を再評価するタイミングは，インスツルメンテーションを行ってから最低 1 か月，できれば 3 か月後がよいことが示唆されます．

4　歯周基本治療の効果－"ポケット閉鎖"という概念－

歯周治療の効果を評価する指標として，これまで多くの研究で「歯周ポケットのプロービング値の減少」が用いられてきました．ヨーロッパ歯周病連盟の歯周治療ガイドライン策定のために行われたシステマティックレ

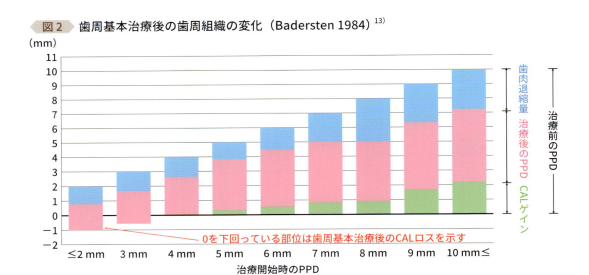

図2 歯周基本治療後の歯周組織の変化（Badersten 1984）[13]

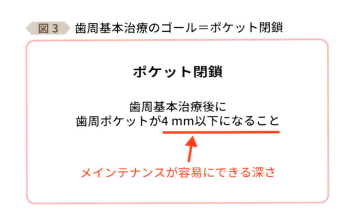

図3 歯周基本治療のゴール＝ポケット閉鎖

ビューでは，4 mm以上の歯周ポケットに対して歯周基本治療を行い，再評価を行ったところ，平均で1.4 mmの歯周ポケット減少が認められたと報告しています[9]．しかし，チェアサイドで患者さんに「歯周治療をすることで，あなたの歯周ポケットは1.4 mm浅くなるでしょう」と説明したところで，患者さんにはそのメリットがどれくらいなのかはわからないでしょう．

イエテボリ大学のWennströmら[15]は，2005年に発表した歯周治療の有効性に関する論文の中で，"pocket closure"（ポケット閉鎖）という指標を用いました．ポケット閉鎖とは，歯周基本治療後に4 mm以下の歯周ポケットになることを指します（図3）．「4 mm以下の歯周ポケット」は，SPT中に歯を喪失するリスクが，健康な歯周組織を有する歯のリスクと変わらないというエビデンスに基づき，歯周組織の安定を示す治療のゴールとして患者さんに提示することができます[16,17]．また，治療後に病的な歯周ポケットがどれくらいの割合でポケット閉鎖したか（ポケット閉鎖率）を測定することで，治療の有効性を評価することができます．

先ほど紹介したヨーロッパ歯周病連盟のシステマティックレビューでも，このポケット閉鎖率が採用されており，4 mm以上の歯周ポケットに対し歯周基本治療を行ったところ，74％の歯周ポケットが閉鎖したという結果が示されました．つまり，患者さんに歯周基本治療を行う際に「平均でおよそ7割の部位の改善が期待できますよ」と伝えることができるわけです．このような客観的で明確な情報提供を行うことで，歯周炎の治療の成功に必要不可欠な患者協力を得やすくなると考えられます[9]．

表1 歯周基本治療後のポケット閉鎖率（%）（Tomasi 2022）[18]

		初診時 PPD				
		5 mm	6 mm	7 mm	8 mm	9 mm
非喫煙者	前歯	87	75	60	43	28
	小臼歯	84	71	55	38	24
	大臼歯	78	63	46	30	17
喫煙者	前歯	81	67	50	34	20
	小臼歯	77	62	45	29	17
	大臼歯	69	53	36	22	12

5 歯周基本治療の有効性

「有効性」という日本語は，英語では"efficacy"と"effectiveness"の2つの単語が対応します．efficacyとは，治験などで理想的な条件を作り上げ，その条件下で得られる治療効果の高さを示します．理想的な条件下で行われているため，その治療効果は実際の臨床現場で得られるものより高くなります．一方，effectivenessとは，さまざまな事柄が起こりうる実際の臨床現場で得られる治療効果の高さです．そのため，われわれがより注視すべきはeffectivenessを調べた研究と言えます．

Tomasiら[18]はそのeffectivenessを調べるため，スウェーデンの59か所の一般歯科医院で日常的に歯周治療を行っている95人の歯科衛生士の歯周基本治療の結果を分析しました．その結果，5〜6 mmの歯周ポケットの74.7%が閉鎖し，7 mm以上の歯周ポケットの32.9%が閉鎖しました．ただし，これは再SRPも行った結果です．

さらなる統計分析の結果，初診時の歯周ポケットの深さ，喫煙状況，歯種が有意にポケット閉鎖率に影響することがわかりました．表1はその3つの因子を組み合わせた条件下でのポケット閉鎖率です．例えば，非喫煙者の前歯の6 mmの歯周ポケットが閉鎖する可能性は75%です．もしこの患者さんが喫煙者であれば，ポケット閉鎖率は67%に低下します．条件の良い非喫煙者の前歯であっても，歯周ポケットが9 mmであれば，その閉鎖率は28%と低下します．しかし裏を返せば，9 mmという非常に深い歯周ポケットであっても4 mm以下の歯周ポケットになる可能性があることを示しています．

われわれが知るかぎり，この研究は現時点で最も臨床に近い条件で，統計学的に十分な患者数のデータを含んだ，歯周基本治療の有効性を示す研究です．このデータと自身が行った歯周基本治療の結果とを比較することで，患者さんの歯周基本治療への反応が良かったのかどうか，もし悪かったのであれば，プラークコントロールが悪かったのか，インスツルメンテーションが悪かったのか，患者自身の因子の問題なのか，それともその部位に解剖的要因などの特異的な問題があるのか，などを考察するのに利用できるでしょう．

また，喫煙者のポケット閉鎖率が非喫煙者に劣ることや，プラークコントロールによって治療結果が変わることを患者さんと共有して，禁煙指導や口腔衛生指導など，患者さんの行動変容を促すために利用することができるでしょう．

表2 インスツルメンテーションの定義の違い

	除去する対象物			
	細菌性プラーク	歯石	セメント質	根面
スケーリング (日本歯周病学会 歯周治療ガイドライン)	○	○		
ルートプレーニング (日本歯周病学会 歯周治療ガイドライン)	○	○	○	○ 滑沢な根面
デブライドメント (アメリカ国立医学図書館 MeSH)	○	○	意図的に除去しない	

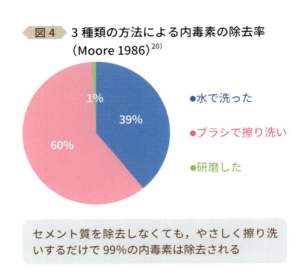

図4 3種類の方法による内毒素の除去率（Moore 1986）[20]

- 水で洗った 39%
- ブラシで擦り洗い 60%
- 研磨した 1%

セメント質を除去しなくても，やさしく擦り洗いするだけで99%の内毒素は除去される

6 インスツルメンテーションの異なる概念

　日本歯周病学会の歯周治療ガイドラインでは，インスツルメンテーションを主に2種類に分類しています[1]．スケーリングは「歯に付着した歯肉縁上および歯肉縁下の細菌性プラーク，歯石，その他の沈着物を各種スケーラーを用いて機械的に除去すること」，ルートプレーニングは「歯根面の細菌やその他代謝物を含む病的な歯質（主にセメント質）を各種スケーラーを用いて除去し，生物学的に為害性のない滑沢な歯根面を作り出し，歯肉と歯根面との付着を促すこと」[1]とされ，一連の歯肉縁下のインスツルメンテーションはスケーリング・ルートプレーニング（SRP）と呼ばれています．

　表2に，第0講に記したデブライドメントとの違いを示しました．この表からも，SRPとデブライドメントの違いはルートプレーニングによる意図的なセメント質の除去と根面の滑沢化であることがわかります．

　1970年代や80年代，歯周炎により露出したセメント質は感染していると考えられていました．実際に，歯周炎に罹患した抜去歯のセメント質をスケーラーで取り除いて分析すると，そこには細菌の内毒素が含まれていました[19]．そのため，内毒素を含む感染セメント質を除去する目的でルートプレーニングが行われていました．

　しかし，Mooreら[20]の研究によって，内毒素はセメント質の中に含まれているのではなく，セメント質の表面に緩やかに付着していることがわかりました．Mooreらは，歯周炎に罹患した歯根表面をやさしく洗い流し，その洗浄に用いた水を1つ目のサンプルとしました．次に根面をブラシで擦りながら水で洗浄し，それを2つ目

| 表3 | インスツルメンテーションによる合併症（Graziani 2023 [24] を一部改変） |

術中		術後	
口腔内	口腔外	口腔内	口腔外
・軟組織の損傷 ・歯/修復物に対するダメージ ・出血 ・インスツルメントの破損	・皮下気腫	・歯に対するダメージ 　　根面 　　歯髄 　　修復物 　　象牙質知覚過敏 ・疼痛/不快感 ・過剰なアタッチメントロス ・その他（ヘルペス，MRONJ）	・発熱 ・脳腫瘍 ・聴覚障害

のサンプルとしました．最後に，水で洗浄しながら歯根表面を削り取り，その水を3つ目のサンプルとしました．実験の結果，99％の内毒素が1つ目のサンプルと2つ目のサンプルに含まれており，根面を削った時に出た3つ目のサンプルの中に内毒素は1％しか残っていませんでした（図4）．つまりほとんどの内毒素は，洗い流せるか，擦り洗いで取れる程度に緩くセメント質表面に付着していたわけです．

　臨床研究でも，セメント質を除去すべきかどうかが調べられています[21]．歯周外科手術時，根面をハンドインスツルメントとダイヤモンドポイントでルートプレーニングし，意図的にセメント質を除去したグループと，根面に付着する歯石を，セメント質を傷つけないよう弾き飛ばし，ラバーカップで歯根表面の細菌性プラークのみを除去したグループの歯周組織の治癒の違いが調べられました．その結果，セメント質を意図的に除去したグループと温存したグループの歯周組織の治癒に違いは認められませんでした．

　これらの研究から，内毒素はセメント質表面に存在しており，生体が許容できる根面を獲得する目的でセメント質を除去する必要はないと思われます．

　もう1つの違いである根面の滑沢化は，粗い表面に多くの細菌性プラークが蓄積するという観察研究の結果[22]から，細菌性プラークを付きにくくする目的で行われていました．Rosenbergら[23] は，抜歯予定の歯に対しハンドインスツルメントまたは超音波インスツルメントでインスツルメンテーションを行い，抜歯後，使用した器具によって，根の表面粗さ，プラークの付着量，歯周組織内の炎症に違いがあるのかを臨床的に研究しました．過去の研究と同様にこの研究でも，ハンドインスツルメントでルートプレーニングをした根面のほうが滑らかであることがわかりました．一方，プラークの付着量や歯周組織内の炎症に違いはありませんでした．この結果から，根面の滑らかさに違いはあったものの，その違いの大きさは，プラークの付着量や歯周組織の治癒に違いをもたらすほどではなかったことがわかりました．

　以上のように感染性セメント質を除去したり，根面を滑沢化して細菌性プラークを付着しにくくするといったことの意義は，かつて考えられていたほど大きくないようです．

　治療には常に合併症が伴うように，われわれが日常的に行っている歯周治療でも合併症は避けられません（表3）[24]．その中でも代表的な象牙質知覚過敏は，根面に対し侵襲的なルートプレーニングによって引き起こされることがあります．システマティックレビューによると，歯周治療後，約半数の患者さんに象牙質知覚過敏が起きるようです[25]．

　象牙質知覚過敏のメカニズムとして，象牙細管内液の流れが痛覚に刺激を引き起こすという動水力学説が最もよく知られています[26]．また，抜去歯を用いた研究によると，歯周治療を受けたことのない健康な歯と比較し，歯周治療を受けてセメント質を喪失し，露出してしまった象牙細管内や歯髄には，数千倍の細菌が存在していることが確認されています[27]．このこともルートプレーニング後の歯髄に炎症を引き起こし，象牙質知覚過敏の原因になっていると考えられています[28]．

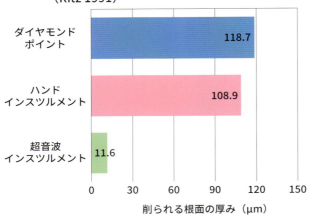

図5 インスツルメントによる歯根面喪失量の違い（Ritz 1991）[29]

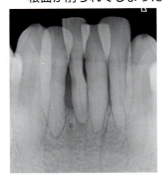

図6 ルートプレーニングによって根面が削られてしまった歯

　ルートプレーニング後の象牙質知覚過敏は，一時的に症状が増悪した後に，象牙細管内に結晶化が起き閉塞していくことで，緩和していく傾向があります[25]．それでも，オーバーインスツルメンテーションがセメント質のみならず象牙質まで削り取ってしまっていることには留意すべきでしょう．

　Ritzら[29]は抜去歯に対し，ハンドインスツルメント，超音波インスツルメント，ダイヤモンドポイントによるインスツルメンテーションを行い，それによって失われる歯根の厚みを調べました（図5）．その結果，ハンドインスツルメントとダイヤモンドポイントによって失われる歯根の厚みはそれぞれ108.9 μmと118.7 μmで，2つのインスツルメントの間にはほぼ差がないことがわかりました．超音波インスツルメントによって失われる歯根の厚みは11.6 μmと3つのインスツルメントの中で最も少ない根面喪失量でした．

　このことは，特にSPT患者にとって重要で，たとえ再インスツルメンテーションが必要な歯周ポケットであったとしても，3か月ごとにルートプレーニングを行っていると徐々に根面を失ってしまい，歯髄壊死が起きる可能性があります．

7 デブライドメントとSRPの使い分け

　ヨーロッパ歯周病連盟のワークショップでは，まず侵襲性の低いデブライドメントから始め，スケーリング，ルートプレーニングと段階的にインスツルメンテーションを行うことを意識しつつ，ハンドインスツルメントと超音波インスツルメントを併用することが提唱されています[30]．

　歯根表面には時折，吸収窩と呼ばれる不規則で微小な凹みがあります．ハンドインスツルメントや超音波インスツルメントの作業部よりも小さい凹みの中の細菌性プラークや歯石は，デブライドメントやスケーリングを行っても除去することはできません[6]．

　一方，ルートプレーニングはそのような不規則な根面そのものを除去することを目的としているため，より確実に細菌性プラークや歯石を除去することができると言えます．ただし，これをすべての根面に行うことはオーバーインスツルメンテーション（過剰な治療）を引き起こしてしまいます（図6）．したがって再評価後，十分な歯周組織の治癒が得られず，生体が許容できる根面になっていない部位に，選択的にルートプレーニングを行うべきであると考えます．

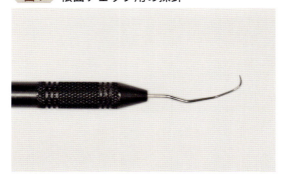

図7 根面チェック用の探針

　そもそも，歯科臨床におけるインスツルメンテーション，例えばエキスカベーターやラウンドバーを用いた軟化象牙質の除去にしろ，ファイルを用いた根管内のインスツルメンテーションにしろ，その結果はすべて「アンダーインスツルメンテーション」か「オーバーインスツルメンテーション」のどちらかです．つまり「取り残し」か「取り過ぎ」です．歯周基本治療における根面へのインスツルメンテーションも例外ではありません．場合によっては，同じ根面でもアンダーインスツルメンテーションの部位とオーバーインスツルメンテーションの部位があるでしょう．歯周外科時などは根面にSRPを行いますが，何のためにフラップを開くのかを考えれば，取り残すよりも取り過ぎるほうがまだ良いとの判断からです．個々の局面において「どちらが患者利益につながるか」で選択していくべきでしょう．

8　インスツルメントの使用順序

　超音波インスツルメントに関しては第2講で詳しくお話ししましたので，ここではハンドインスツルメントに関して少しお話ししておきます．

　ハンドインスツルメントの利点は，根面の触知がしやすく，根面の形態や粗造感を感じながらインスツルメンテーションを行うことができる点です．また，シャンクのデザインや長さ，ブレードの幅や長さの違いによって，前歯から最後臼歯の遠心面まで，ポケットの深さや幅に合ったインスツルメントの選択ができることも魅力です．

　一方で，シャープニングが必要で，カッティングエッジが鋭利でないと，根面の触知はもちろん，歯石の除去もできず，むしろ歯石の表面を滑らかにしてしまうことで，いっそう除去しづらくしてしまいます（歯石のバーニッシュ）．このことに加え，ハンドインスツルメントは治療時間が長くなる傾向があり，そして根面を削ってしまう量が多くなることがデメリットと言えるでしょう[15,29]．

　実際の臨床では，私は80％の時間を超音波インスツルメントによるデブライドメントに費やした後，歯周プローブまたはチェック用の細い探針（図7）を用いて根面のチェックを行います．粗造な面を触知したら，残りの20％の時間は選択的にハンドインスツルメント（主によくシャープニングされたグレーシーキュレット）によるインスツルメンテーションを行います．この時のインスツルメンテーションはSRPに準じますが，必ずしも滑沢な根面を得る必要はなく，ザラザラな粗造感がなくなれば十分であると考えます．

　図8に，歯周基本治療の手順を示します．

図8 歯周基本治療の手順

診察・検査・診断

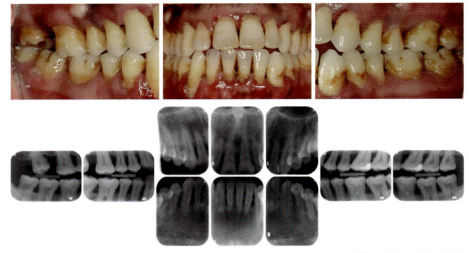

プラークスコア：69％
BOP：96％

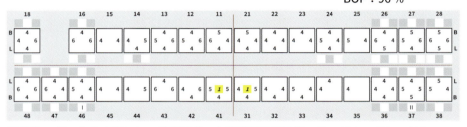

初診時45歳，全身疾患なし，非喫煙者．広汎型慢性歯周炎ステージIII，グレードC

モチベーション
口腔衛生指導

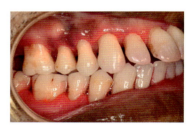

プラークコントロールの確立

インスツルメンテーション

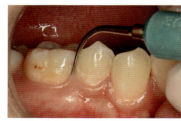

プラークコントロールが確立した後，超音波インスツルメントによるデブライドメント

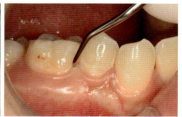

ハンドインスツルメントで仕上げ

口腔衛生指導の継続

再評価

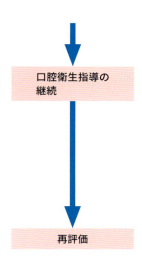
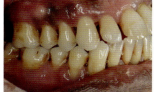
インスツルメンテーション後1週間

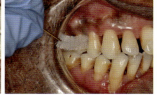
1か月後．歯肉形態の変化に合わせて再指導

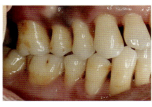
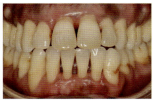
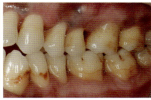

プラークスコア：10％
BOP：8％

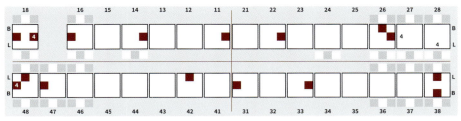

インスツルメンテーション後3か月，再評価時

9 歯周治療の効率化－従来法（分割法）vs 1回法－

1 1回法のメリット

　前述のTomasiら[18]の研究では，ハンドインスツルメントや超音波インスツルメントを使用し，1/4顎ずつまたは1/6顎ずつに分割してSRPを行う従来の治療法と，超音波インスツルメントのみを用いて1回のアポイントで全顎のインスツルメンテーション，つまりフルマウスデブライドメント（full mouth debridement）を行う治療法の有効性の比較を行っています（図9）．結果は，治療して3か月後のポケット閉鎖率も，ポケット閉鎖しなかった部位に再SRPを行った後のポケット閉鎖率も，2つの治療法の間に有意差はありませんでした．このことから，従来のハンドインスツルメントと超音波インスツルメントを併用して行うSRPと，超音波インスツルメントのみでインスツルメンテーションをする治療法は同程度の有効性であったと言えます[18]．

　この1回法のプロトコールを特に"guided periodontal infection control: GPIC（ガイデッドペリオドンタルインフェクションコントロール）"と呼んでいます．GPICのプロトコールは以下の通りです．
① PCR＜30％になるまで，患者に教育と動機づけを行う．
② 1回のアポイントで超音波インスツルメントによる全顎的なデブライドメントを行う．

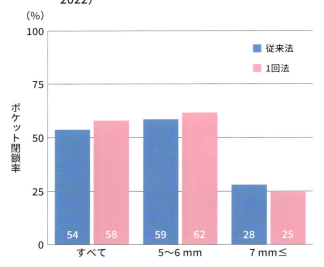

図9 従来法と1回法の有効性の比較（Tomasi 2022）[18]

広汎型 Stage III/IV 歯周炎患者を従来法と1回法で治療し，3か月後のポケット閉鎖率を比較したところ，統計学的有意差は認められなかった

③3か月後の再評価時に，炎症を伴う5mm以上の歯周ポケットに対し，ハンドインスツルメントか超音波インスツルメント，または両方の器具を用いて再 SRP を行う．

④3か月後に再評価．

　GPIC では口腔衛生指導やインスツルメンテーションに費やした総治療時間が平均 134.0 分であったのに対し，従来の分割法では平均 160.9 分でした．1歯あたりのポケット閉鎖に費やしたインスツルメンテーションの平均時間は，GPIC では 9.5 分，分割法では 14.5 分と 5 分の違いがありました．再 SRP にかかった時間は GPIC と分割法で違いはなかったため，この時間の違いは，1回法と分割法のインスツルメンテーションにかかった時間の違いから生じているということがわかります．

　このように治療の効率化では GPIC のほうが有利なようです．痛みや不快感を伴うこともあるインスツルメンテーションの時間が短いことは，患者さんにとって大きな利益であると考えられます．

2　1回法のデメリット

（1）口腔衛生指導の機会減少

　この方法を日常臨床に取り入れていくうえで，いくつか困難な点があると考えられます．1つ目は，プラークコントロールについてです．専門医として，われわれもそれが治療結果に与える影響は体感しており，あくまで感覚としてではありますが，インスツルメンテーションが成功するかどうかは患者さんのプラークコントロールが 8 割と言っても過言ではありません．

　「縁上ファースト」という言葉は強調してもし過ぎることはないと思います．逆に縁上のプラークコントロールが不良であると，歯周基本治療の結果が悪くなるという数々のエビデンスが存在します[31]．このことは，どのような方法で，どのような器具で縁下のインスツルメンテーションを行うかということよりも重要なため，GPIC では，全顎的なデブライドメントを行う前に，患者さんのプラークコントロールが PCR＜30％になるまで口腔衛生指導と動機づけを行っています[18]．

　はじめから口腔内の状況に関心がある患者さんや，すでに良好な口腔衛生習慣がある患者さんであれば，2～3回の口腔衛生指導と動機づけで，この数値を達成することは容易でしょう．実際に Tomasi の研究の被験者の 90％以上は 2～3 回の来院で PCR＜30％を達成しています．しかし，医療者がどれだけ正しいことを説明し，

表4	1回法のメリット，デメリット
メリット	**デメリット**
・治療の効率化	・口腔衛生指導の機会が少ない
・来院回数が少ない	・術中の疼痛コントロールが難しい
・総インスツルメンテーション時間が短い	・術後の合併症のリスクがある

動機づけを行ったとしても，行動変容につながらない患者さんがいるのも確かです．

分割法では複数回のインスツルメンテーション時に，モチベーションやプラークコントロールの改善を図る機会が得られます．状況によっては，インスツルメンテーションを行うことで，歯周組織の改善を患者さん自身が感じ，それ自体がモチベーションになることもあります．これは分割法の有利な点と言えるでしょう．

また，どちらのアプローチを選択するにしても，多量の縁上歯石や齲蝕，不適合修復物などがあり，患者さんが口腔内を清掃しようとしても，清掃できない状況も存在します[32,33]．このような場合は，セルフプラークコントロールが行いやすくなるよう，PCRの状態にかかわらず，インスツルメンテーションを行ったり，齲蝕の仮封，不適合修復物の除去または研磨などを事前に行う必要があり，それも歯周基本治療に含まれます．

（2）痛みのコントロール

2つ目はインスツルメンテーション中の痛みのコントロールについてです．患者さんにとって，歯肉縁下のインスツルメンテーションやプロービング検査でさえ苦痛であることは，皆さんも普段の臨床を通して感じていることだと思います．そのため，必要に応じて浸潤麻酔をしてからインスツルメンテーションを行います．

しかし，治療中の痛みを緩和するためには仕方のないことですが，この浸潤麻酔も患者さんにとっては苦痛です[34]．深い歯周ポケットが全顎的に存在していたり，痛みが苦手な患者さんに対し，全顎的に浸潤麻酔をするとなれば，通常の歯科治療より広範囲に行うことになります．そのような場合，分割法よりインスツルメンテーションの時間は短くなったとしても，1回の治療時に使用する麻酔の量が増えることで，かえって治療への不快感を高めてしまうことになりかねません．

（3）全身への負担

3つ目は全身への負担です．GPICでは，全顎的な超音波によるデブライドメントにかかった時間は平均39分でした．健康で体力のある患者さんであれば，40分程度の治療なら受け続けることができるかもしれませんが，基礎疾患があったり体力がない患者さんでは難しい場合もあるでしょう．

フルマウスディスインフェクションという，クロルヘキシジンを併用しながら24時間以内に全顎のSRPをするアプローチを調べた研究では，術後，5人の被験者のうち3人に発熱が起きています[35]．この原因として，長時間のインスツルメンテーションの間に菌血症の状態が進行して発熱したのではないか，と考察されています．

GPICと分割法の患者報告アウトカムを調べた研究によると，治療中と治療後の不快感や知覚過敏の発生には違いがなかったことが報告されています[36]．しかし，当然のことながら，全身の状態や歯周炎の重篤度や広がりには個人差がありますので，合併症のリスクが考えられるような患者さんであれば，分割法を選択すべきかもしれません．

そして，1回法による全顎的なインスツルメンテーションは患者さんだけではなく，われわれ術者にとっても負担になります．ハンドインスツルメントより手，腕への疲労が少ない超音波インスツルメントを用いたとしても，歯肉縁下の複雑な根面形態に対し，チップの角度を細やかに変えながら丁寧にデブライドメントを行うにはとても集中力を要します．

これらのメリット・デメリットを勘案しながら適応を決める必要があります（表4）．

表5	非外科治療の効果に影響する因子（Tomasi 2023）[40]

患者レベル	部位レベル
・喫煙	・治療前のプロービング値の深さ ・大臼歯 ・根分岐部病変 ・骨縁下欠損

3 1回法の適応症

Tomasi ら[18]の研究の結果からわかるように，1回法と分割法に治療効果の違いはありません．このことは，質の高い20本の臨床試験をメタ解析したコクランレビューの結果からもわかります[37]．全顎的にインスツルメンテーションを行うことで，未治療の歯周ポケットや舌などの細菌の生息場所から治療済みの歯周ポケットに細菌が再感染することを防げる，という考えもありますが，まだ明確なエビデンスはありません[38]．仮に細菌の伝播があったとしても，治療結果に違いはないため，臨床的な意味はないと考えられます．

以上のことから，私は自院で1回法を行う場合，縁上のプラークコントロールがすでにできている，またはコンプライアンスが得られ，プラークコントロールが改善し，それを継続することができそうな環境の患者さんで，かつ歯周炎が Stage ⅠやⅡ，そして限局型の Stage Ⅲの患者が適応であると考えています．

しかし，1回法の強みである歯周治療の効率化という点で考えれば，広範型の Stage Ⅲ，Stage Ⅳの患者さんに対して1回法を行ったほうが，効率を最大化できると考えられます．特に遠方にお住まいで医院へのアクセスが大変な患者さんにとってはメリットがありそうです．そのため，患者さんによる縁上のプラークコントロールがしっかりとできており，全身に問題がなく，かつ広範囲の治療に同意が得られるなどの数々の条件がそろえば，広範型歯周炎の患者さんにも1回法によるインスツルメンテーションを考慮します．

10 再評価後のインスツルメンテーション

歯周基本治療後に再評価を行い，歯周組織の安定が得られていなければ，その後に何らかの追加処置を必要に応じて行います．追加処置としては，① 非外科的アプローチ，② 外科的アプローチ（歯周組織再生療法を含む），③ 何もせずにメインテナンスへ移行，の3つが考えられるでしょう．場合によっては，この段階で抜歯を選択することもあると考えられます．

行う処置は，根面形態や治療前後のプロービング値，根分岐部病変の有無，歯槽骨の形態など器具のアクセスを考慮に入れた術者サイドの観点と，患者さんの希望，協力度，プラークコントロールレベルや全身状態，ライフプランから考えたその歯の価値を考慮した患者サイドの観点から選択します．

これまでの研究から，2回目のインスツルメンテーションの効果は1回目よりも劣ると言えそうです[15, 18, 39]．その中の Wennström らの研究では，最初のインスツルメンテーションで66%の病的ポケットが閉鎖しましたが，2回目のインスツルメンテーションで閉鎖したのはわずか11%でした．ただし，歯種別に見てみると，単根歯では計2回のインスツルメンテーションで86%が閉鎖している一方で，複根歯では約50%と，すべての病的ポケットが同じように治療に反応するわけではないようです．歯種以外に，喫煙状況，治療前のプロービング値の深さ，根分岐部病変や骨縁下欠損なども歯周基本治療の結果に影響を及ぼします（**表5**）[40]．

2回目のインスツルメンテーションは非外科，外科を問わず，SRP で臨むのがよいでしょう．デブライドメン

ト，特に超音波インスツルメントを用いたデブライドメントは，先ほどお話ししたように，どちらかというとアンダーインスツルメンテーションの傾向が強いので，ややオーバーインスツルメンテーションの傾向を示すハンドインスツルメントをメインに用いた SRP を行うということです．根面の吸収窩や剥離したセメント質に細菌性プラークが残っている可能性を考え，それらの除去を目的に，根面の平滑化を意図して行います．

11 根面のマネジメントに使用されるその他の器具

　根面のマネジメントには，これまでハンドインスツルメントや超音波インスツルメントが主に用いられてきました．近年では，エアアブレージョンやレーザーによる根面のインスツルメンテーションも行われています．

1 エアアブレージョン

　エアアブレージョンは歯面から細菌性プラークなどの軟らかい付着物を除去するために用いられます．歯肉縁上では，炭酸水素ナトリウムや炭酸カルシウムといった比較的粒子の大きいパウダーをハンドピースより噴射することで，他の器具より効率的に細菌性プラークやステインを除去することができます（図 10）．歯肉縁下では，グリシンやエリスリトールといった粒子の細かいパウダーと，歯肉縁下でのパウダーの使用に適した形状のチップが誕生したことで，インスツルメンテーションが可能になりました．

　エアアブレージョンは，ハンドインスツルメントや超音波インスツルメントよりも根面を傷つけないことが実験からわかっているため，歯周基本治療やメインテナンス時の使用に期待が持たれています [41]．

　Divnic-Resnik ら [42] は，従来のハンドインスツルメントと超音波インスツルメントを用いた歯周基本治療の結果と，従来の方法にエアアブレージョンを併用した治療の結果を比較しました．その結果，全顎的には歯周治療の結果に違いはなかったものの，初診時に 6 mm 以上の歯周ポケットがある部位に限って言えば，エアアブレージョンを併用したほうが歯周ポケットが 3 mm 以下になる可能性がわずかに高いことがわかりました．これは，グリシンなどの粒子が従来のインスツルメントではアクセスが困難であった根面の細かな溝や凹みに届き，細菌性プラークがより効率的に除去できたためではないかと考察されています．

　このような利点がありながらも，エアアブレージョンは歯石の除去ができません．細菌性プラークだけでなく，縁下歯石の除去が必要な歯周基本治療においては，あくまで付加的な使用となります．一方，歯周基本治療時に細菌性プラークと歯石の除去が行われ，その後の安定した歯周組織を維持することが目的の SPT 時には，エアアブレージョンのみのインスツルメンテーションも効果的と考えられています．

　Müller ら [43] は，SPT 中の患者さんの 4 mm 以上の歯周ポケットに対し，片側はエアアブレージョンによるデブライドメント，反対側では超音波インスツルメントによるデブライドメントを行い，12 か月後に再評価しました．結果は，どちらの器具を用いても歯周組織の安定は得られ，エアアブレージョンと超音波インスツルメントの効果に違いはありませんでした．また，エアアブレージョンのほうが痛みが少なかったと報告されています．

　以上のように，エアアブレージョンによる歯肉縁下のデブライドメントは，超音波インスツルメントと比較し，根面へのダメージや患者さんの不快症状を抑えられることがわかっています．この点は，長期的にメインテナンスを行っていくうえでとても有利なことと言えるでしょう．しかし，歯周組織の状態が悪化するなどメインテナンス中に SRP を行わなければならない場合もあり，その時にはハンドインスツルメントや超音波インスツルメントが必要になります．エアアブレージョンは従来の歯周治療の器具に置き換えられるものではなく，付加的に使用するものと考えられます．

第3講

歯周基本治療におけるインスツルメンテーション

95

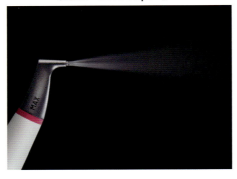
図10 エアアブレージョン
（提供：EMS Japan）

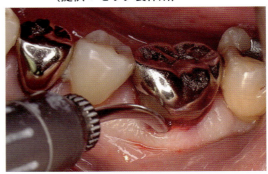
図11 Er:YAG レーザー
（提供：モリタ製作所）

2 歯科用レーザー

　レーザーとは，Laser Amplification by Stimulated Emission of Radiation の頭字語で，指向性や収束性に優れ，コヒーレンスが良い，ほぼ波長が一定の光を作り出す装置のことを言います．このような光の性質により軟組織や硬組織を蒸散させて細菌性プラークや歯石を除去することが，レーザーによるインスツルメンテーションです．

　Er:YAG レーザー（図11）は歯石を根面より効果的に除去することができます[44]．一方，チップを当てる角度によっては，セメント質を大きく破壊してしまうことも知られており，チップを根面に対して平行に保つ必要があります[45]．根面を傷つけてしまうリスクを避けるために，Er:YAG レーザー機器には歯石にのみ選択的にレーザーを照射する機能もありますが，それを完全に行うことはできないようです[44]．

　Schwarz ら[46] は，Er:YAG レーザーとハンドインスツルメントによる歯周治療の効果を比較しました．その結果，どちらの器具を用いても歯周組織の改善は認められ，治療結果に違いはありませんでした．また，複数の研究を含むメタ分析でも同様の結果が報告されました[47]．Er:YAG レーザーの SPT 時における効果についても研究が行われていますが，こちらも従来の方法と Er:YAG レーザーで治療を行ったグループの結果に違いはありませんでした[48]．

　Er:YAG レーザー使用時には，誤った照射や，金属などに反射した光により，患者さんの目や喉などの口腔周囲組織にダメージを与えてしまわないよう，十分に気をつけなければいけません．そのため，患者さんも術者もゴーグルをかける必要があります．チップの角度を誤ると根面を大きく傷つけてしまう可能性があることや，目や口腔内を損傷してしまう可能性を考慮すると，従来のインスツルメンテーションと同程度の結果しか認められていないレーザーを非外科的に使用するメリットは少ないと言えるでしょう．これに加えて，レーザー機器は高価なため治療費が高くなってしまうことも考慮され，ヨーロッパ歯周病連盟のガイドラインでは，レーザーとハンドインスツルメントや超音波インスツルメントとの併用ですら推奨されていません[12]．

　一方，歯周外科手術の際は，根面が明示されることで歯石がより見やすく，チップのコントロールが容易になり，根面の損傷を減らすことができます．さらに，Er:YAG レーザーは軟組織にも適用でき，骨欠損内の炎症性組織の蒸散も行うことができるため，外科治療においては活躍の場は広いと言えるでしょう[49]．

　近年，異なるタイプのレーザーである Nd:YAG レーザーや炭酸ガスレーザーもハンドインスツルメントや超音波インスツルメントと併用されています．これらのレーザーは歯石除去効果はないものの，殺菌効果や止血効果，それによる治癒の促進を期待して使用されていますが，アタッチメントゲインが従来法と変わらないことや治療コストなどを考慮すると，一般的に用いるほどの有効性は認められないようです[50]．

　レーザーには根面の細菌性プラークや歯石の除去以外にも，歯周組織の治癒を促進するような働きもあるため，

多角的に歯周組織の炎症を軽減できる可能性がある点から，さらなる研究結果に期待が持たれます．それと同時に他の器具と比べると非常に高価なものが多いため，費用対効果という点も考慮する必要があるでしょう．

文献

1. 日本歯周病学会（編）．歯周治療ガイドライン2022．医歯薬出版，2022．
2. Lamont RJ, Hajishengallis G. Polymicrobial synergy and dysbiosis in inflammatory disease. Trends Mol Med. 2015; 21(3): 172–183.
3. Carding S, Verbeke K, Vipond DT, Corfe BM, Owen LJ. Dysbiosis of the gut microbiota in disease. Microb Ecol Health Dis. 2015; 26: 26191.
4. Kumar PS. Microbial dysbiosis: the root cause of periodontal disease. J Periodontol. 2021; 92(8): 1079–1087.
5. Akcalı A, Lang NP. Dental calculus: the calcified biofilm and its role in disease development. Periodontol 2000. 2018; 76(1): 109–115.
6. Waerhaug J. Healing of the dento-epithelial junction following subgingival plaque control. Ⅱ: As observed on extracted teeth. J Periodontol. 1978; 49(3): 119–134.
7. Caffesse RG, Sweeney PL, Smith BA. Scaling and root planing with and without periodontal flap surgery. J Clin Periodontol. 1986; 13(3): 205–210.
8. Sherman PR, Hutchens LH Jr, Jewson LG, Moriarty JM, Greco GW, McFall WT. The effectiveness of subgingival scaling and root planning. I. Clinical detection of residual calculus. J Periodontol. 1990; 61(1): 3–8.
9. Suvan J, Leira Y, Moreno Sancho FM, Graziani F, Derks J, Tomasi C. Subgingival instrumentation for treatment of periodontitis. A systematic review. J Clin Periodontol. 2020; 47 Suppl 22: 155–175.
10. Khan S, Khalid T, Bettiol S, Crocombe LA. Non-surgical periodontal therapy effectively improves patient-reported outcomes: A systematic review. Int J Dent Hyg. 2021; 19(1): 18–28.
11. Page RC, Kornman KS. The pathogenesis of human periodontitis: an introduction. Periodontol 2000. 1997; 14: 9–11.
12. Sanz M, Herrera D, Kebschull M, Sanz M, Herrera D, Kebschull M, Chapple I, Jepsen S, Beglundh T, Sculean A, Tonetti MS; EFP Workshop Participants and Methodological Consultants. Treatment of stage Ⅰ–Ⅲ periodontitis—The EFP S3 level clinical practice guideline. J Clin Periodontol. 2020; 47 Suppl 22(Suppl 22): 4–60.
13. Badersten A, Nilveus R, Egelberg J. Effect of nonsurgical periodontal therapy. Ⅱ. Severely advanced periodontitis. J Clin Periodontol. 1984; 11(1): 63–76.
14. Badersten A, Nilvéus R, Egelberg J. Effect of nonsurgical periodontal therapy. Ⅰ. Moderately advanced periodontitis. J Clin Periodontol. 1981; 8(1): 57–72.
15. Wennström JL, Tomasi C, Bertelle A, Dellasega E. Full-mouth ultrasonic debridement versus quadrant scaling and root planing as an initial approach in the treatment of chronic periodontitis. J Clin Periodontol. 2005; 32(8): 851–859.
16. Matuliene G, Pjetursson BE, Salvi GE, Schmidlin K, Brägger U, Zwahlen M, Lang NP. Influence of residual pockets on progression of periodontitis and tooth loss: results after 11 years of maintenance. J Clin Periodontol. 2008; 35(8): 685–695.
17. Lang NP, Bartold PM. Periodontal health. J Periodontol. 2018; 89 Suppl 1: S9–S16.
18. Tomasi C, Liss A, Welander M, Alian AY, Abrahamsson KH, Wennström JL. A randomized multi-centre study on the effectiveness of non-surgical periodontal therapy in general practice. J Clin Periodontol. 2022; 49(11): 1092–1105.
19. Aleo JJ, De Renzis FA, Farber PA, Varboncoeur AP. The presence and biologic activity of cementum-bound endotoxin. J Periodontol. 1974; 45(9): 672–675.
20. Moore J, Wilson M, Kieser JB. The distribution of bacterial lipopolysaccharide (endotoxin) in relation to periodontally involved root surfaces. J Clin Periodontol. 1986; 13(8): 748–751.
21. Nyman S, Westfelt E, Sarhed G, Karring T. Role of "diseased" root cementum in healing following treatment of periodontal disease. A clinical study. J Clin Periodontol. 1988; 15(7): 464–448.
22. Teughels W, Van Assche N, Sliepen I, Quirynen M. Effect of material characteristics and/or surface topography on biofilm development. Clin Oral Implants Res. 2006; 17 Suppl 2: 68–81.
23. Rosenberg RM, Ash MM Jr. The effect of root roughness on plaque accumulation and gingival inflammation. J Periodontol. 1974; 45(3): 146–150.
24. Graziani F, Tinto M, Orsolini C, Izzetti R, Tomasi C. Complications and treatment errors in nonsurgical periodontal therapy. Periodontol 2000. 2023; 92(1): 21–61.
25. von Troil B, Needleman I, Sanz M. A systematic review of the prevalence of root sensitivity following periodontal therapy. J Clin Periodontol. 2002; 29 Suppl 3: 173–177; discussion 195–196.
26. Brännström, M. A hydrodynamic mechanism in the transmission of painproducing stimuli through the dentine. In: Anderson DJ, ed. Sensory Mechanisms in Dentine. Pergamon Press, 1963; 73–79.
27. Adriaens PA, De Boever JA, Loesche WJ. Bacterial invasion in root cementum and radicular dentin of periodontally diseased teeth

in humans. A reservoir of periodontopathic bacteria. J Periodontol. 1988; 59(4): 222–230.

28. Bergenholtz G, Lindhe J. Effect of experimentally induced marginal periodontitis and periodontal scaling on the dental pulp. J Clin Periodontol. 1978; 5(1): 59–73.

29. Ritz L, Hefti AF, Rateitschak KH. An in vitro investigation on the loss of root substance in scaling with various instruments. J Clin Periodontol. 1991; 18(9): 643–647.

30. Kieser JB. Nonsurgical periodontal therapy. In: Lang NP, Karring T, eds. Proceedings of the 1st European Workshop on Periodontology. Quintessence Publishing, 1994; 131–158.

31. Magnusson I, Lindhe J, Yoneyama T, Liljenberg B. Recolonization of a subgingival microbiota following scaling in deep pockets. J Clin Periodontol. 1984; 11(3): 193–207.

32. Lang NP, Kiel RA, Anderhalden K. Clinical and microbiological effects of subgingival restorations with overhanging or clinically perfect margins. J Clin Periodontol. 1983; 10(6): 563–578.

33. Broadbent JM, Williams KB, Thomson WM, Williams SM. Dental restorations: a risk factor for periodontal attachment loss? J Clin Periodontol. 2006; 33(11): 803–810.

34. van Steenberghe D, Garmyn P, Geers L, Hendrickx E, Maréchal M, Huizar K, Kristofferson A, Meyer–Rosberg K, Vandenhoven G. Patients' experience of pain and discomfort during instrumentation in the diagnosis and non–surgical treatment of periodontitis. J Periodontol. 2004; 75(11): 1465–1470.

35. Quirynen M, Bollen CMLML, Vandekerckhove BNANA, Dekeyser C, Papaioannou W, Eyssen H. Full– vs. partial–mouth disinfection in the treatment of periodontal infections: short–term clinical and microbiological observations. J Dent Res. 1995; 74(8): 1459–1467.

36. Liss A, Wennström JL, Welander M, Tomasi C, Petzold M, Abrahamsson. Patient–reported experiences and outcomes following two different approaches for non–surgical periodontal treatment: a randomized field study. BMC Oral Health. 2021; 21(1): 645.

37. Jervøe–Storm PM, Eberhard J, Needleman I, Worthington HV, Jepsen S. Full–mouth treatment modalities (within 24 hours) for periodontitis in adults. Cochrane Database Syst Rev. 2022 Jun 28; 6(6): CD004622.

38. Teughels W, Dekeyser C, Van Essche M, Quirynen M. One–stage, full–mouth disinfection: fiction or reality? Periodontol 2000. 2009; 50: 39–51.

39. Badersten A, Nilveus R, Egelberg J. Effect of nonsurgical periodontal therapy. Ⅲ. Single versus repeated instrumentation. J Clin Periodontol. 1984; 11(2): 114–124.

40. Tomasi C, Abrahamsson KH, Apatzidou D. Subgingival instrumentation. Periodontol 2000. 2023 May 10. doi: 10.1111/prd.12485.

41. Bozbay E, Dominici F, Gokbuget AY, Cintan S, Guida L, Aydin MS, Mariotti A, Pilloni A. Preservation of root cementum: a comparative evaluation of power–driven versus hand instruments. Int J Dent Hyg. 2018; 16(2): 202–209.

42. Divnic–Resnik T, Pradhan H, Spahr A. The efficacy of the adjunct use of subgingival air–polishing therapy with erythritol powder compared to conventional debridement alone during initial non–surgical periodontal therapy. J Clin Periodontol. 2022; 49(6): 547–555.

43. Müller N, Moëne R, Cancela JA, Mombelli A. Subgingival air–polishing with erythritol during periodontal maintenance: randomized clinical trial of twelve months. J Clin Periodontol. 2014; 41(9): 883–889.

44. Schwarz F, Sculean A, Berakdar M, Szathmari L, Georg T. In vivo and in vitro effects of an Er:YAG laser, a GaAlAs diode laser, and scaling and root planing on periodontally diseased root surfaces: a comparative histologic study. Lasers Surg Med. 2003; 32(5): 359–366.

45. Folwaczny M, Thiele L, Mehl A, Hickel R. The effect of working tip angulation on root substance removal using Er:YAG laser radiation: an in vitro study. J Clin Periodontol. 2001; 28(3): 220–226.

46. Schwarz F, Sculean A, Georg T, Reich E. Periodontal treatment with an Er:YAG laser compared to scaling and root planing. A controlled clinical study. J Periodontol. 2001; 72(3): 361–367.

47. Sgolastra F, Petrucci A, Gatto R, Monaco A. Efficacy of Er:YAG laser in the treatment of chronic periodontitis: systematic review and meta–analysis. Lasers Med Sci. 2012; 27(3): 661–673.

48. Ratka–Krüger P, Mahl D, Deimling D, Mönting JS, Jachmann I, Al–Machot E, Sculean A, Berakdar M, Jervøe–Storm PM, Braun A. Er:YAG laser treatment in supportive periodontal therapy. J Clin Periodontol. 2012; 39(5): 483–489.

49. Sculean A, Schwarz F, Berakdar M, Windisch P, Arweiler NB, Romanos GE. Healing of intrabony defects following surgical treatment with or without an Er:YAG laser. J Clin Periodontol. 2004; 31(8): 604–608.

50. Dortaj D, Bassir SH, Hakimiha N, Hong H, Aslroosta H, Fekrazad R, Moslemi N. Efficacy of Nd:YAG laser–assisted periodontal therapy for the management of periodontitis: A double–blind split–mouth randomized controlled clinical trial. J Periodontol. 2022; 93(5): 662–672.

第4講

インスツルメンテーション後の治癒とその維持
―メインテナンスの誤解と常識―

倉治 竜太郎・大野 純一

メインテナンスのアポイントメントで一番時間を使うのはどの行為ですか？
何が本当に大切か，皆さんとじっくり考えていきたいと思います．

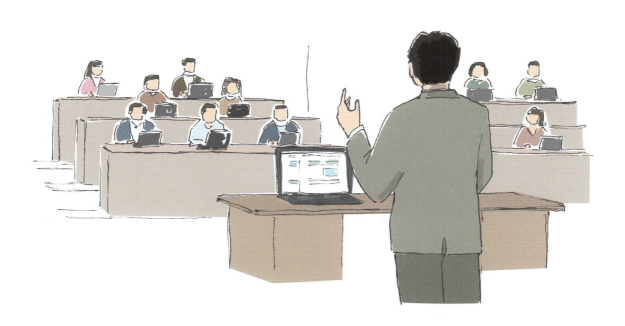

はじめに
－メインテナンスにおける用語の問題－

　日本では，「メインテナンス」という用語は病的所見のない歯周組織を長期に維持するための健康管理の意味で使用し，保険制度における「歯周病安定期治療：SPT」「歯周病重症化予防治療：P重防」は治療としての位置づけで用語を区別していますが（日本歯周病学会．歯周治療のガイドライン 2022）[1]，国際的には，どれもほぼ同じ意味で使用されています．臨床でも１口腔単位で予防と治療が並行して行われるため，歯周病学の論文や専門書でこれらの用語を区別することはできません．そこで，本書ではこれらの用語を「メインテナンス」に統一して話を進めていきたいと思います．

1　メインテナンスにおける歯肉縁下デブライドメント

1　繰り返しのデブライドメントより"縁上ファースト"

　メインテナンスで来院した患者さんの残存ポケットに対し，インスツルメンテーションを毎回行って多くの時間を割くことは，歯科医院において日常的な光景だと思います．そのような残存ポケットへの繰り返しの歯肉縁下デブライドメントについて，その臨床的意義を支持するエビデンスはあるのでしょうか？

　Jenkinsら[2]は，メインテナンス患者のPPD（プロービングポケット深さ）≧４mmの歯周ポケットが残存していた部位に対し，歯肉縁上＋歯肉縁下のデブライドメントを繰り返し行った場合と，歯肉縁上スケーリングのみを行った場合の臨床的パラメーターを比較しています．12か月間のフォローアップ中，デブライドメントは３か月に１回の頻度で繰り返されましたが，意外なことに，PPDやCAL（臨床的アタッチメントレベル），BOP（プロービング時の出血）など歯周組織パラメーターに関して，両者の結果に差はありませんでした．

　同様に，Angstら[3]は，歯周基本治療完了後３か月でメインテナンスへ移行した歯周炎患者において，口腔衛生指導を含む歯肉縁上の予防処置に加えて全顎的な歯肉縁下デブライドメントを併用した場合と，歯肉縁上の予防処置のみを行った場合とを比較しました．２年間という長いフォローアップ期間で観察されましたが，どの歯周組織パラメーターの改善量に対しても，歯肉縁下デブライドメントの付加的効果は得られませんでした（**図1**）．また，メインテナンス開始時にPPD≧４mmとPPD≧５mmであった部位に限ってサブ解析を行っても，歯肉縁下デブライドメントの有無で差は認められませんでした．

　したがって，「メインテナンスにおいて，残存ポケットへ繰り返し歯肉縁下デブライドメントを行う意義」を支持するエビデンスは，今のところありません．加えて，PPDやBOP陽性部位はメインテナンス移行時より１〜２年後にさらに減少していることが示され，歯周治療後に変化した歯肉縁下の環境は，歯肉縁上に予防的アプローチを行うことで管理可能であると言えます．歯周ポケットを減少・閉鎖させるために執拗に根面デブライドメントを繰り返せば，むしろ根面歯質を損傷し[4-6]，歯肉退縮や象牙質知覚過敏を引き起こすリスクさえあるかもしれません．

　少なくとも，日常臨床の限られた時間でメインテナンスを行う際に優先すべきは，まず染め出しを行ってプラークコントロールの水準を確認し，口腔衛生指導や歯肉縁上スケーリングに努める「縁上ファースト」の原則です．

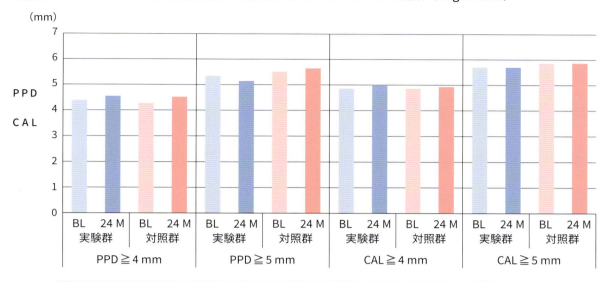

図1 残存ポケットに対する繰り返しの歯肉縁下デブライドメントの効果（Angst 2019)[3]

メインテナンス期間中（24か月）の歯周組織パラメーター（PPD と CAL）は，実験群（予防処置）と対照群（予防処置＋歯肉縁下デブライドメント）との間で統計学的有意差を示さなかった

2 歯肉縁下デブライドメントを行う場合

　メインテナンス中の歯肉縁下デブライドメントの必要性を示すエビデンスは現時点ではまだないものの，これらの論文を注意深く解釈していくと，完全に否定はできないと考えます．

　例えば，Jenkinsら[2]の論文では，プラーク付着のデータが研究開始後12か月目しか報告されていないため観察期間中の推移がわからず，プラーク指数は平均0.5〜0.6と他の研究に比べて若干高く，さらに患者間で大きくばらついていました（3人の患者では"0"ですが，1人の患者では"2"であり，それ以外に詳細なデータは提示されていません）．つまり，高水準なプラークコントロールがメインテナンス中に維持されていなかった懸念が残ります．

　また，Angstら[3]の論文で提供された補足データによれば，歯周基本治療前における全顎の平均PPDが2.96 mm（4 mmの部位が約10％，5 mmの部位は2〜4％）と，歯周病の重症度がそれほど高くない被験者が対象となっています．しかも，治療後のポケット減少量はPPD 4〜5 mmの部位でも平均0.4 mm程度であり，これでは歯周治療が成功したとは言えない結果です．

　したがって，「重度歯周病でリスクの高い患者」や「適切にコントロールされたメインテナンス下」での繰り返しの歯肉縁下デブライドメントの効果は，現状のエビデンスはまだ明確ではないでしょう．

　われわれの臨床でも，例えばBOP(＋)を伴う6 mm以上の残存ポケット，根分岐部病変Ⅱ度以上などの進行のリスクが高い部位に対しては，歯肉縁上のプラークコントロールが問題なければ歯肉縁下デブライドメントを行ってもかまわないと考えます（図2）．

図2 歯肉縁下デブライドメントが必要と思われる，歯周病の再発リスクが高い部位

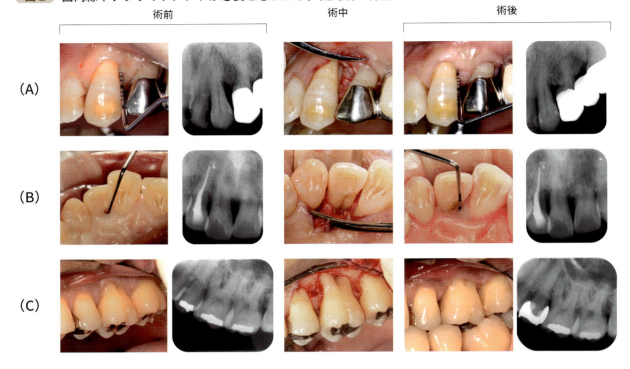

(A) |3 遠心骨縁下欠損に沿って走行する根面溝：リグロスを用いた再生療法後も4〜5mmの歯周ポケットが残存している
(B) 2| 口蓋側根面溝（PPD 9 mm）：フラップ手術時に根面溝を形態修正し，再評価時にPPD 5 mmまで改善した
(C) |6 頰側Ⅱ度根分岐部病変（PPD 6 mm）：エムドゲインによる歯周組織再生療法後，根分岐部病変は部分閉鎖しⅠ度に改善した

3 プラークコントロールのないメインテナンスに治療効果はあるのか？

　プラークコントロール継続の難しさを感じる，こんな経験はないでしょうか？　歯周基本治療の初期段階ではPCR（プラークコントロールレコード）が20％以下になるまで全顎の染め出しと徹底した口腔衛生指導を行っていたけれど，SRP（スケーリング・ルートプレーニング）や歯周外科治療のフェーズになると染め出しをしなくなり，プラークコントロールは患者さん任せになって再び歯肉縁上プラークが堆積し始めてしまう……．そのような状態で私たちが懸命に歯周治療を行ったとして，果たして本来の治療効果を得ることができるでしょうか？

　Magnussonら[7]は，重度歯周病患者の深い歯周ポケットに対してSRPを行った後に，歯肉縁上プラークコントロールを継続した場合としなかった場合の治療効果を比較しました（図3）．研究開始時における全被験者への口腔衛生指導後，全顎的にSRPが行われ，それから16週間は，実験群の患者には口腔衛生指導とPTC（プロフェッショナルトゥースクリーニング）が2週間ごとに行われました．一方で，研究期間中，対照群のリコール患者には口腔衛生指導が行われませんでした．その結果，初診時に平均7 mmであったPPDは，実験群で約3 mm減少しましたが，対照群では1 mm程度の減少にとどまり，また歯周ポケット内のスピロヘータや運動性桿菌など細菌の割合にも両群間で差異が認められました．さらに16週目以降，今度は対照群に再SRPを行い，口腔衛生指導とPTCを継続したところ，PPDが実験群と同程度まで改善しました．つまり，適切な歯肉縁上プラークコントロールが継続されなかったことにより，SRPによる治療成績は顕著に抑制されてしまったというわけです．

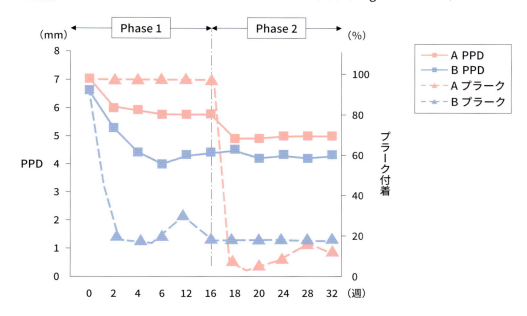

図3 歯肉縁上プラークがSRPの治療成績に及ぼす影響（Magnusson 1984）[7]

SRP後に歯肉縁上のプラークコントロールが良好に維持された患者グループ（実験群：B）と維持されなかった患者グループ（対照群：A）におけるPPDの変化．Phase 1ではプラークコントロール良好な実験群のほうがPPDの減少は著しいが，Phase 2から対照群にも適切なプラークコントロールが行われるようになると，PPDの改善を認めた

　また，Nymanら[8]は，歯周外科治療を受けた重度歯周炎患者20人を対象に，実験群（10人）には2週に1回の頻度で予防プログラム（口腔衛生指導＋PTC）を実施し，一方で対照群（10人）には6か月ごとのリコールでスケーリングと検査のみを行いました．術後2年経過時，実験群では口腔衛生状態が良好に維持され，PPDの減少と臨床的アタッチメントゲインが認められましたが，逆に対照群では歯周病が進行していました（アタッチメントロスが術後1年で1.2 mm，2年で2.2 mm進行；図4）．

　Needlemanら[9]は，一般的集団における年間のアタッチメントロスは平均0.1 mm，歯周炎患者の場合は平均0.6 mmと報告していますが，このデータと比較すると，Nymanら[8]の研究で対照群に生じたアタッチメントロスは，歯周炎患者の2倍ということになります．したがって，プラークコントロール不良な患者に歯周外科治療を行い，その後も適切なメインテナンスが行われずに放置された場合，歯周病はむしろ悪化してしまう可能性すらあるということが言えます．

　このことから，われわれは歯周基本治療や歯周外科治療後の再評価で，深い歯周ポケットの改善に反して口腔内全体のBOP陽性部位が不自然に多いなど臨床的に違和感を覚えるような場合には，「縁上ファースト」の原則で必ず染め出しをしてプラークコントロール状態をチェックすることが非常に大切だと考えます．一見すると歯面には何もなくても，プラークは意外と付着しているため，プラークコントロールの後戻りを見逃さないよう，染め出しによってプラークを可視化することが最も確実な方法です（図5）．

図4 メインテナンス中の予防管理の有無が歯周外科治療の予後に及ぼす影響
（Nyman 1975, Needleman 2018）[8,9]

Nymanらの報告（1975）

歯周外科治療後

実験群：2週に1回口腔衛生指導＋PTC実施
⇨ CAL ゲイン **0.3 mm/1年目**
⇨ CAL ゲイン 0.1 mm/2年目

対照群：6か月に1回のリコールのみ
⇨ CAL ロス **1.2 mm/1年目**
⇨ CAL ロス 2.2 mm/2年目

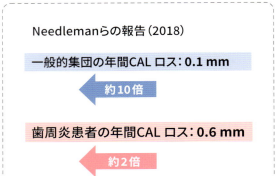

Needlemanらの報告（2018）

一般的集団の年間CAL ロス：0.1 mm

約10倍

歯周炎患者の年間CAL ロス：0.6 mm

約2倍

適切なメインテナンスを受けなかった患者においては，臨床的アタッチメントレベル（CAL）の喪失は歯周外科治療によってむしろ増大する

図5 プラークの染め出し前（A）と染め出し後（B）の歯面

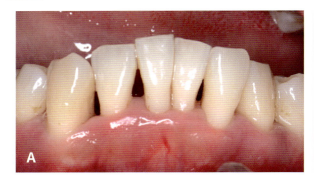
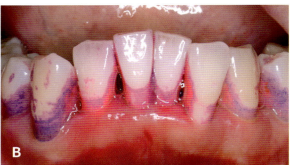

目で見ただけではプラークの付着範囲はほとんどわからず，患者さんにも説明しづらい．染め出しによってプラークを可視化することが，プラークコントロールの確認に必要である

4 メインテナンスの中で最も大切なステップは？

　一般的にメインテナンスでは，① 診察（口腔内も含む），② 検査（歯周組織検査や必要に応じてX線検査など），③ 口腔衛生指導，④ インスツルメンテーション，⑤ 歯面研磨とフッ化物塗布を含むPTCなどを一連の流れで行います．この中で，皆さんはどのステップを重視し，チェアタイムに一番時間を割いているでしょうか？
　「患者さんが来院してくれるのだから，プロフェッショナルケアに時間をかけるべき」という意見もあるでしょう．しかし，ここまで述べてきたように，メインテナンスの本来の意義を考えるならば，われわれが力を注ぐべき最も大切なステップは，「口腔衛生指導」に基づく歯肉縁上プラークコントロール，そしてそれを可能にする「モチベーションの向上・維持」であるべきなのです．繰り返しになりますが，「縁上ファースト」を決して忘れないでください．

2 メインテナンス患者の2つのタイプ － PTP コンセプト －

1 TPTとPTP － 予防管理型の歯科医院とは －

　予防やメインテナンスで定期的に来院している患者さんの長期の記録を見ると，大まかに2つの流れがあります．

　1つは，治療（treatment）で来院して，その後は予防・メインテナンス（prevention）を受けるものの，再び治療（treatment）が必要になる流れです．頭文字を取るとT→P→Tというフローとなり，このような流れを"TPT"と呼ぶことにします（図6）．患者さんの来院はT（治療）が主体となり，P（予防・メインテナンス）は次の治療のためのつなぎ，時間稼ぎになってしまっています．それでも，メインテナンスで通院してくれているだけまだいいほうで，何かあった時しか来院してくれない患者さんも多いでしょう．その場合は，TTTとなります．

　これに対し，メインテナンスで通院してくれて，その長いお付き合いの中で時折，部分的なトラブルに見舞われ必要最小限の治療を要するものの，やがてまた予防やメインテナンスに戻っていく流れの患者さんもいます．この場合はP→T→Pとなり，時々必要になる治療は，次の予防がより効果を発揮するために行われます．このような"PTP"の流れに乗った患者さんは，TPTに比べ生涯にわたって歯を残せる可能性が高くなります．もちろん，最初から予防で来院し，生涯にわたり予防だけ行っていくPPPが理想ですが，現代の生活習慣や寿命の延びを考えると，予防管理型の歯科医院を目指すのであれば，まずPTPを目標に患者さんと関わっていくのが現実的でしょう．

図6　TPT と PTP

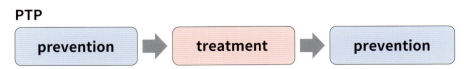

TPT
treatment → prevention → treatment
治療主体，疾患とのイタチごっこになり口腔内の状態は次第に悪化

PTP
prevention → treatment → prevention
予防・メインテナンス主体，生涯にわたり歯を残せる可能性が高い

予防管理型の歯科医院にとっては，予防・メインテナンス主体の PTP を目指して患者さんと関わっていくことが大切である

2 PTPに必要なのは？

　Axelssonらが行った一連の研究（通称カールスタードスタディ）[10-13]を紹介します．

　1981年の初期の研究[11]では，スウェーデン・カールスタードの住民555人（実験群375人，対照群180人）を対象に，3年間の比較試験が行われました[10]．実験群では，初めの数回の来院でSRPを行った後，最初の2年間は2か月に1回，3年目は3か月に1回のペースで，歯科衛生士による口腔衛生指導とPTCが継続して実施されました．一方で，対照群の被験者は，初診時だけ口腔衛生指導が行われ，その後は12か月後と24か月後のリコールで検査した際に，歯科医師が必要と判断した対症療法のみを受けました．

　その結果，3年目の再検査時に，実験群ではプラークスコアと歯肉炎スコアが改善していましたが，対照群では改善が認められませんでした．さらに，実験群ではPPDが減少しCALが維持されていたのに対して，対照群ではこれらのパラメーターにおいて歯周病の悪化が認められ，さらに齲蝕の部位数も増加していたのです（図7）．

　Axelssonらは，その後も15年[12]と30年[13]の経過を報告していますが，予防プログラムを継続した実験群257人が30年間で喪失した合計173歯のうち，歯周炎によるものはわずか9歯でした．

　これらの結果から，リコールで定期検診や対症療法を行ったとしても歯周炎の予防効果は十分でなく，患者さんをPTPの流れに乗せるにはメインテナンスにおいてもやはり「縁上ファースト」の原則，つまり継続的な口腔衛生指導とモチベーション維持こそが不可欠と言えます．

図7　予防重視のメインテナンスの効果（Axelsson 1981）[11]

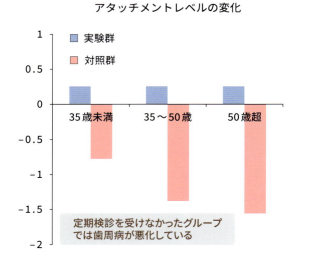

アタッチメントレベルの変化

定期検診を受けなかったグループでは歯周病が悪化している

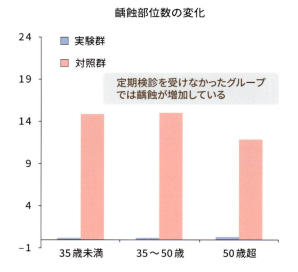

齲蝕部位数の変化

定期検診を受けなかったグループでは齲蝕が増加している

歯周治療後6年間で対症療法のみを受けた対照群では，歯周病の悪化や齲蝕部位の増加が認められ，一方で予防プログラムを続けた実験群では歯周病の改善が見られる

3 メインテナンスの予後に関わる留意事項

　歯周病のリスクファクターは，通常，① 細菌因子（プラーク，歯周病原細菌），② 宿主因子（プラーク付着因子などの局所的リスク，糖尿病や遺伝的要因などの全身的リスク），③ 環境因子（喫煙やストレス，栄養不足）の3つに大別され（図8），これらのリスクファクターが重複して存在するほど「リスクが高い」と表現します．つまり，リスクファクターは疾患の直接的な原因ではなく，疾患との関連が疑われるすべての要素の総称です．

　現実では，患者さんや私たちがいくら努力しても，これらすべての潜在リスクを解消できるはずもなく，何らかの再発・進行リスクを抱えたままメインテナンスに移行することも珍しくありません．特に，歯周治療後に残存した深い歯周ポケット，根分岐部病変などは「リスクプレディクター（危険予測因子，広義のリスクファクター）」と呼ばれ，それ自体が歯周病の原因ではないものの，原因の副産物としてプラークコントロールを妨げることから，疾患の再発・進行，さらには歯の喪失にまで影響すると考えられています．

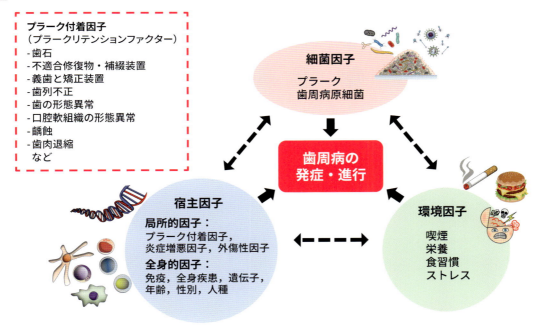

図8　歯周病の発症・進行に関わるリスクファクター

初発因子であるプラークにさまざまな修飾因子が加わることで，歯周病の病態や進行程度は変化する

4 安定した歯周組織・不安定な歯周組織

1 歯周治療のゴール ── すべての歯周ポケットを3mm以下とすべきか?

　一般的に，セルフケアで歯ブラシの毛先が届く範囲は歯肉縁下0.5～1.0mm，補助的清掃用具を使用しても2～3mmが限度とされています[14-16]．ですから，4mmを超える歯周ポケットが存在していれば，その部位の根面にはプラークが残存してしまう懸念があるわけですが，歯周治療のゴールを設定する時，すべての歯周ポケットを3mm以下に減少させることは現実的でしょうか?

　歯周基本治療を受けたメインテナンス患者を5年間追跡したBaderstenら[17]の報告では，残存ポケットがPPD≧5mmであった場合，4mmの場合と比べて，アタッチメントロスが生じる頻度は経時的に高くなり，さらに頻度は歯周ポケットの深さに応じて顕著に増加することを明らかにしました．

　また，Claffeyら[18]は，歯周治療後3年半のフォローアップ期間中に生じたアタッチメントロスの頻度を，残存したPPDの深さごとに解析し，同様の結果を報告しています．

　興味深いことに，上記2つの論文の共同著者であるEgelbergは，その著書『Periodontics: The Scientific Way, 3rd Edition』[19]において，Claffeyら[18]の研究にPPD≦3mmの補足データを追加し，メインテナンス移行後3か月目と12か月目に生じたアタッチメントロスの頻度を再解析しています．その結果，残存ポケットがPPD≦3mmとPPD 4mmの場合，アタッチメントロスが生じた部位はどちらも10％以下でしたが，5mmでは約15％，6mm以上では20～30％に増加していました（図9）．ただし，これらの所見は被験者数十人の比較的小規模な集団から得られたものであり，時代的背景が古く統計学的解析も行われていないため，エビデンスの解釈には注意が必要です．

図9 ▶ 残存ポケットの深さ別に見たアタッチメントロスの頻度（Claffey 1990, Egelberg 1999）[18,19]

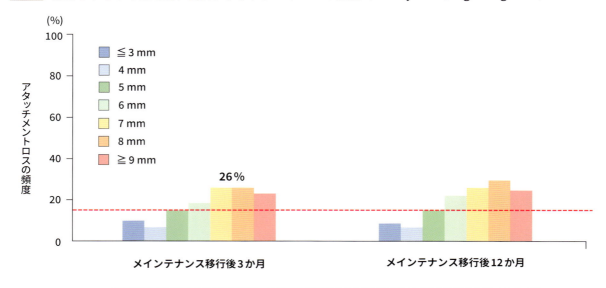

残存ポケットが深いほど，将来，アタッチメントロスが生じる可能性は高くなる

表1 歯周治療が成功し，安定した歯周組織を有する患者の基準（Chapple 2018）[24]

	健康	歯肉炎
アタッチメントロス	Yes	Yes
プロービングポケットデプス （仮性ポケットではないことが前提）	≦4 mm （BOPを伴う4 mm以上の部位がない）	≦3 mm
プロービング時の出血	<10％	≧10％
画像診断的な骨喪失	Yes	Yes

　より大規模で長期の観察研究として，Matulieneら[20]は，動的治療後3〜27年（平均11年）のメインテナンス期間において，歯周病患者172人を対象に，歯の喪失に及ぼす残存ポケットの影響を調査しています．この報告によると，PPD≦3 mmの部位と比較した時の歯の喪失リスクは，5 mmで7.7倍，6 mmで11.1倍，7 mmで64.2倍となり，PPD 4 mmであっても2.5倍のリスクが認められました．

　しかし，PPDの程度ごとにBOP陰性の部位とBOP陽性の部位に分けて歯の喪失率を評価すると，PPD≦3 mmの部位（3.9〜6.4％）とPPD 4 mm・BOP陰性（5.2％）の部位の間に差はなく，一方で，PPD 4 mm・BOP陽性の場合の喪失率は2倍（11.3％）と有意に高くなっていました．BOPの存在は，歯周ポケット内に炎症が残存する指標であり（歯周ポケット内上皮の潰瘍形成や血管の脆弱化による出血を見ている），将来のアタッチメントロスを予測するリスクプレディクターであることがわかっています[21-23]．

　近年，アメリカ歯周病学会（AAP）とヨーロッパ歯周病連盟（EFP）により改訂された歯周病の新国際分類（2018）では，歯周治療後の安定した歯周組織の基準を「PPD≦4 mmかつBOPを伴うPPD≧4 mmの部位がないこと（口腔内全体ではBOP＜10％）」と定義しました（**表1**）[24,25]．さらに，「治療が成功した歯周炎患者における健康の閾値は，疾患再発のリスク増加を考慮して，BOPを伴わないPPD≦3 mmが理想であるとされてきた．しかし，治療後に3 mm以下のPPDが100％達成されることは滅多になく，これは過度な治療介入の始まりと言える．なぜなら，従来の定義では，PPDが＞3 mm（臨床的には≧4 mm）のあらゆる非出血部位は"健康"に分類されず，サポーティブケア（メインテナンス）ではなく，さらなる侵襲的治療の対象となってしまうからである．したがって，治療後の臨床表現型は治療前の表現型とは異なって考慮される必要がある」と注釈しており，PPD 4 mmを健康な歯周組織の閾値とした根拠であるとしています．

　このことからも，PPD 4 mmかつBOP陽性または5 mm以上の残存ポケットは，将来の歯周病の進行や歯の喪失のリスクとなるという考えが，現在の世界的なコンセンサスとなっていることがわかります．

2 骨縁下欠損があると歯周病が進行する？

（1）骨縁下欠損の長期予後

　歯槽骨頂の輪郭線と，隣接する2歯のセメント-エナメル境を結んだ線が平行でない場合，一般にこれを骨縁下欠損（楔状骨欠損，骨内欠損，垂直性骨欠損）と定義します．骨縁下欠損は，深い歯周ポケットと同様に，根尖側に侵攻した歯肉縁下プラークの清掃性を確保できないという考え方のもと，歯周病進行のリスクとして疑われてきました．

　Papapanouら[26]は，歯周治療を受けなかった患者の初診時と10年経過時点での全顎X線写真を後ろ向きに調査し，水平性骨欠損と骨縁下欠損の予後を比較解析しました．10年間での喪失歯数は，水平性骨欠損で12.7％であったのに対し，骨縁下欠損では深さ2 mmで約2倍（22.2％），2.5〜4 mmで4倍（45.6％），4.5 mm以上の部位では6倍（68.2％）となっていました．そのため，骨縁下欠損を治療せず放置した場合には，歯周病の進行によって歯を喪失するリスクが極めて高くなることがわかります．しかし，この結果はあくまで治療介入がな

第4講

インスツルメンテーション後の治癒とその維持

109

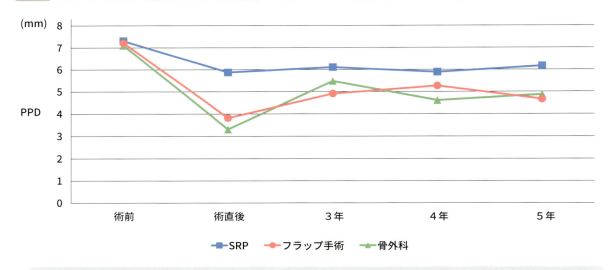

図10 PPD ≧ 7mm の部位における治療後5年間の PPD の変化（Becker 2001）[29]

フラップ手術単独と骨切除術併用との間で有意差は認められなかったが，SRP よりも改善する傾向を示した

く口腔衛生水準も低いであろう集団を対象にしているため，適切な歯周治療を受けた患者のメインテナンスにおいて骨縁下欠損のマネジメントが本当に難しいのかは，この研究からはわかりません．

一方で，Pontorieroら[27]は，動的歯周治療を終え，3〜6か月に1回のメインテナンスを受けている患者48人（100歯）を対象に，術後の水平性骨欠損と骨縁下欠損の長期予後をX線写真上で分析しました．その結果，5〜16年間で生じた骨吸収量は，異なる骨吸収パターンの間で差を認めず，むしろ骨縁下欠損の14％には骨添加が生じていました（74％は変化なし）．したがって，歯周治療後に骨縁下欠損が残っていたとしても，歯周ポケットが浅くなり（PPD ≦ 4 mm），BOPが消失していれば，歯周病進行のリスクは低いと考えられます．

（2）骨切除や歯周組織再生療法を行ったほうが骨縁下欠損の予後は良い？

では，「骨切除や歯周組織再生療法を行ったほうが骨縁下欠損の予後が良くなる」という意見に対しては，どのように検討するべきでしょうか？

Beckerら[28,29]が行った研究では，重度歯周炎患者における歯周基本治療後の，ウィドマン改良フラップ手術またはフラップ手術＋骨切除術による治療効果を比較しています（図10）．骨切除術では骨ファイルなどの手用器具を用いて歯槽骨高さを減少させることにより，骨縁下欠損やクレーター状欠損，頬側の隣接面との骨高さのズレが修正されました．しかしながら術後1〜5年間の結果は，骨切除の有無にかかわらず歯周外科治療によって深い歯周ポケットが同程度に減少し，歯周組織の改善はメインテナンス中の長期にわたって安定していたことを明らかにしました．同様の所見は，Rosling ら[30]やKaldahl ら[31]によっても報告されており，これらのエビデンスは，骨縁下欠損を含む不整な骨形態を平坦にしなくても良好な経過を維持できることを示しています．

また，歯周組織再生療法に関して，Sculeanら[32]は，骨縁下欠損を有する患者38人を対象にしたランダム化比較試験において，フラップ手術と比べた場合の，歯周組織再生誘導法（GTR）またはエナメルマトリックスデリバティブ併用時のPPDとアタッチメントゲインの付加的改善量は，0.5〜1.0 mm程度であったことを報告しています（図11）．そして，メインテナンス開始から10年間の観察で，フラップ手術のみを行った部位でも良好な臨床的治癒と長期予後が得られ，術式の違いによってアタッチメントロスの進行や炎症の再発頻度に差は見られませんでした．

図11 歯周外科治療を受けた骨縁下欠損部位におけるPPDとBOPの経時的変化（Sculean 2008）[32]

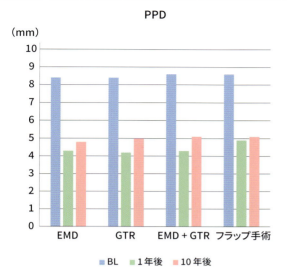
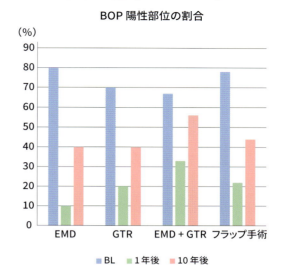

エムドゲイン（EMD），GTR，併用群は治療後1年目の成績はフラップ手術より良いが，10年後の長期予後はどの術式を選んでも変わらないことがわかる

　着目すべきは，良好な治療経過を示したいずれの研究[28-32]においても，継続的なメインテナンスによって観察期間中の口腔衛生水準が高く維持されていたことです．

　その裏づけとして，Rosingら[33]は，歯周治療を受けた骨縁下欠損の予後に口腔衛生状態がどのような影響を及ぼすかを検証するため，実験群（2週間に1回の継続的な口腔衛生指導と動機づけを含む予防処置を受けた）と対照群（12か月に1回のリコールで口腔清掃のみを受けた）の2群を比較しています．両群に対して，術前の口腔衛生指導とウィドマン改良フラップ手術が実施され，2年後に再評価検査を行ったところ，実験群では平均3.5mmのアタッチメントゲインと2～3壁性のすべての骨縁下欠損で骨添加が生じていましたが，逆に対照群ではアタッチメントロスが生じ歯周病が進行していました．

　以上のことから，骨欠損形態を問わず歯周治療の予後を左右する重要なファクターはプラークコントロールの質であり，骨縁下欠損は適切な歯周治療とメインテナンス次第で十分にリスクをコントロールできると言えるでしょう．

3　根分岐部病変の予後は？

　根分岐部は複数根で構成されることに加え，エナメル突起や根間稜，根面溝など，その複雑な解剖学的形態のためにプラークが付着しやすく，また器具のアクセスが制限されるため，歯周治療による治癒が極めて難しいとされています（図12）．例えば，Brayerら[34]とFleischerら[35]の研究報告から，術者の経験度（歯周病専門医 vs 経験の浅い研修医）と部位の違い（単根歯 vs 臼歯部平滑面 vs 根分岐部）による歯石除去率を比較すると，熟練者であっても臼歯部ではSRPで十分に歯石を除去できなかったことがわかります（図13）．さらに，根分岐部病変では，熟練者が歯周外科治療（フラップ手術）を行っても，経験の浅い者が単根歯に非外科的治療をした場合と同程度の成績しか得られませんでした．

図12 根分岐部病変の治療とメインテナンスを難しくする複雑な解剖学的形態

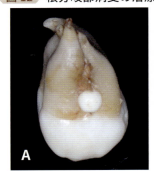
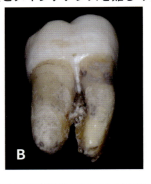
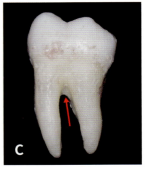
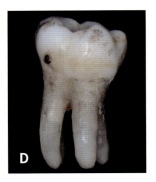

A：エナメル真珠，B：エナメル突起，C：根間稜（バイファーケーションリッジ），D：3根性の下顎第一大臼歯
（資料提供　A：笠島歯科室 笠島生也先生，B–D：日本歯科大学生命歯学部解剖学第2講座 菊池憲一郎先生）

図13 外科的治療または非外科的治療後の残存歯石のある部位の割合（Brayer 1989，Fleischer 1989）[34,35]

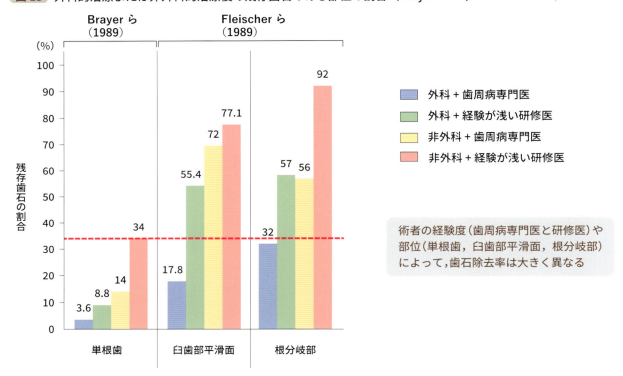

　また，先ほどの講義でも触れましたが，Tomasiら[36]は非外科的歯周治療後の短期的治癒に及ぼす要因を多層分析し，部位レベルではプラークの存在，歯レベルでは複根歯，患者レベルでは喫煙によってSRP後のポケット閉鎖率（PPD≦4mmへの減少）が低くなり，これらの要因が組み合わさると，さらに臨床成績が悪くなることを報告しています．これらのデータは，根分岐部病変における非外科的治療の限界を示したものですが，メインテナンスにおいても徹底的な歯肉縁上プラークコントロールと根面デブライドメントが中心となるコンセプトは同じですから，やはり根分岐部の管理が難しいことに変わりはありません．

表2 複根歯の喪失リスクとしての根分岐部病変と喫煙，コンプライアンスの複合的影響（Salvi 2014）[37]

複数のリスクファクターの組み合わせ	メインテナンス中の複根歯の喪失	
	オッズ比（95％信頼区間）	p 値
根分岐部病変（－）またはⅠ度		
非喫煙者 / 元喫煙者，コンプライアンス良好	1	
喫煙者，コンプライアンス良好	1.78（0.87 ～ 3.65）	0.12
非喫煙者 / 元喫煙者，コンプライアンス不良	2.18（1.04 ～ 4.57）	0.04
喫煙者，コンプライアンス不良	3.88（1.38 ～ 10.95）	0.01
根分岐部病変 Ⅱ度		
非喫煙者 / 元喫煙者，コンプライアンス良好	2.60（1.30 ～ 5.21）	0.007
喫煙者，コンプライアンス良好	4.63（1.68 ～ 12.77）	0.003
非喫煙者 / 元喫煙者，コンプライアンス不良	5.68（2.10 ～ 15.35）	0.001
喫煙者，コンプライアンス不良	10.11（2.91 ～ 35.11）	<0.0001
根分岐部病変Ⅲ度		
非喫煙者 / 元喫煙者，コンプライアンス良好	4.42（2.02 ～ 9.68）	<0.0001
喫煙者，コンプライアンス良好	7.87（2.79 ～ 22.74）	<0.0001
非喫煙者 / 元喫煙者，コンプライアンス不良	9.65（3.46 ～ 26.93）	<0.0001
喫煙者，コンプライアンス不良	17.18（4.98 ～ 59.28）	<0.0001

　それでは，歯周治療後の根分岐部病変の予後は，どのような要因によって左右されるのでしょうか？　Salviら[37]は，歯周治療を受けた複根歯の喪失に関わるリスクファクターを調査するため，172人のメインテナンス患者に対し平均11.5年の追跡調査を行いました．その結果，根分岐部病変がない場合と比較して，歯周基本治療と歯周外科治療を含む動的治療後における歯の喪失リスクはⅡ度根分岐部病変で2.8倍，Ⅲ度では4.8倍高く，一方で，根分岐部病変がⅠ度の場合は歯の喪失リスクとはならないことがわかりました．さらに，非喫煙者でコンプライアンス良好（予定されたメインテナンス期間を守っている）であれば，Ⅱ度およびⅢ度の根分岐部病変における歯の喪失リスクはそれぞれ2.6倍と4.4倍でしたが，喫煙とコンプライアンス不良が共存した時，リスクはⅡ度およびⅢ度でそれぞれ10.1倍と17.2倍にまで顕著に増加しました（**表2**）．

　また，根分岐部病変への非外科的治療または外科的治療後に被験者379人を平均18.3年間フォローアップしたGraetzら[38]の後ろ向き研究は，大臼歯喪失リスクがⅡ度とⅢ度の根分岐部病変で高く，加えて上顎根分岐部病変（vs 下顎）と歯内治療の既往（vs 既往なし）が歯の喪失に関わる予測因子であったことを報告しました．

　一般的に，上顎臼歯の隣接面に生じた根分岐部病変においては，複雑な解剖学的構造のために清掃性が確保しづらく，フラップ手術や歯根切除療法（ヘミセクション，ルートリセクション，ルートセパレーションなど）[39-41]，歯周組織再生療法（GTR法とエナメルマトリックスデリバティブの応用）[42-45]などいずれの術式を用いた場合においても，下顎臼歯に比べて治療成績や予後が極端に悪い傾向を示しています．また，歯根切除療法を行うには事前に歯内治療が必要であり，その後も補綴処置に伴う切削によって歯質が薄くなるため，長期的には根管の再感染や歯根破折などの合併症を生じるおそれがあります[41, 46, 47]．

　以上のことから，Ⅱ度およびⅢ度の根分岐部病変はメインテナンスにおいても歯周病の進行リスクが高く，特に上顎大臼歯では予後予測が難しいために，保存した場合は注意しながら経過を追う必要があります．

第4講

インスツルメンテーション後の治癒とその維持

5 メインテナンス環境を整備する抜歯の基準

1 メインテナンス前における抜歯の診断・判断が長期安定の鍵

　Lindheら[48]は，歯周外科治療と補綴処置を含む専門的歯周治療を受けた75人の重度歯周炎患者に，プラークコントロールを高水準に維持したまま，3〜6か月ごとのメインテナンスを5年間継続した結果を報告しています．この論文で興味深い点は，初診時に検査された歯1,898本のうち14.6%（278本，1人平均3.7本）が動的治療期間中に抜歯された一方で，5年間のメインテナンス中に喪失した歯は1本もなかったということです．詳細な理由は不明ですが，抜歯された歯の40.6%（113本）は根分岐部病変に罹患しており，また初診時に平均5.7mmだったPPDはすべて3mm以下に改善していたことから，彼らは治癒が望めないホープレス歯を的確に診断して，抜歯したと考えられます．

　また，Svärdströmら[41]の後ろ向きコホート研究では，歯周炎に罹患した大臼歯の治療方針決定に影響する因子を分析するため，平均9.5年の治療経過を観察しています（図14）．第三大臼歯を除いた1,313本の大臼歯のうち，動的治療時に抜歯された歯は28%（366本）でしたが，一方でメインテナンス時に抜歯されたのは，フラップ手術のみを行った歯ではわずか3.3%（638本中21本），歯根切除療法を行った歯では11%（47本中5本）であり，9割の歯は8〜12年間のフォローアップで良好に維持されました．

　解析によって特定された「抜歯の決定に影響する因子」の内訳は，歯の動揺度＞歯種＞対合歯の欠如＞根分岐部病変の程度＞支持骨量の順に影響が大きく，歯種別では第一大臼歯より第二大臼歯で抜歯された割合が多いという結果でした．さらに，II度およびIII度の根分岐部病変に罹患した歯に注目すると，第一大臼歯では下顎よりも上顎で多く抜歯され，第二大臼歯では上顎・下顎を問わず半数以上が抜歯の対象になっていました．

図14　大臼歯の治療方針決定に影響を及ぼす因子と長期予後（Svärdström 2000）[41]

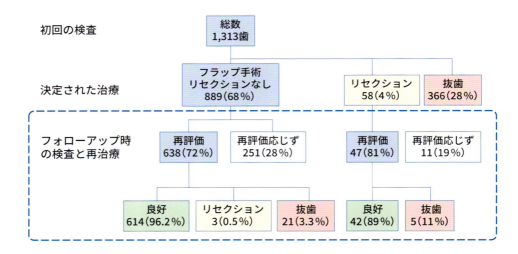

根分岐部病変を伴う大臼歯のうち，ルートリセクションを行わなくても維持可能（maintainable）と判断された場合はフラップ手術で対応され，必要に応じてルートリセクションが行われた．保存不可能な場合は抜歯されていた

これらのことから，歯周治療・メインテナンスの成績は，歯科医師の診断決定力や予知性に左右されることがわかります．そして，予後予測が難しい大臼歯では，歯根の数や癒合の程度，歯根離開度，ルートトランクの長さなどを踏まえて根分岐部病変の治療方針を検討し，また支台歯としての有用性や咬合への参加の有無を総合的に考慮したうえで保存/抜歯の判断を下すことが，メインテナンスの長期的かつ良好な予後を可能にすると言えます．

これら2つの研究に限らず，メインテナンスに関して良好な結果を示している臨床研究では，その前の治療フェーズにおいて意外なほど抜歯されていることが多いことがわかります．「抜歯」と言うとネガティブな印象を持つ人もいるかもしれません．しかし，歯周治療に限らず，歯内療法でも，補綴でも，小児歯科，矯正歯科，口腔外科においても，それぞれに抜歯の適応症があると思いますし，優秀な臨床医はこの抜歯の判断が非常に巧みです．

通常，われわれは以下の2つの原則に基づいて「抜歯」を患者さんに提案しています．

原則その1：患者さんにとって，抜歯のメリットがデメリットを上回っていること．
原則その2：原則その1を絶対に忘れないこと．

抜歯のメリットに関しては個々の専門家により見解が異なり，また個々の患者さんの希望や価値観も異なります．特に，専門医として紹介患者を治療するケースは，可及的に歯の保存を考えると同時に，紹介元の歯科医院でのメインテナンスがいかに楽になるかも同時に考えるので，抜歯の判断が多くなると思います．それらを考慮して，抜歯するという手段により患者さんに大きなメリットが生まれるのであれば，提案してみるべきでしょう．

2 埋伏智歯の予防的抜歯は必要か？－第二大臼歯遠心のマネジメント－

第二大臼歯に近接する埋伏智歯は歯周ポケット形成の原因になる可能性がありますが，どのような埋伏歯が歯周病のリスクになりうるのかを知っておくことは，抜歯の判断を行ううえで重要です．

Nunnら[49]は，異なる状態の第三大臼歯（欠損，萌出歯，軟組織内の埋伏，骨内の埋伏）が隣接する第二大臼歯の歯周炎発症に及ぼす影響を評価するため，416人の成人男性を最長25年間追跡したコホート研究を行いました（**図15**）．興味深いことに，第三大臼歯が欠損した場合に比べ，軟組織内埋伏智歯の存在は第二大臼歯の病変発生リスクを4.88倍（PPD > 4 mm 6.41倍，骨喪失 9.15倍）増加させました．一方で，萌出歯と骨内埋伏智歯は歯周ポケット深さとの関連が認められず，骨喪失リスクはそれぞれ1.49倍と3.09倍でした．したがって，軟組織内埋伏智歯とは異なり，萌出歯や骨内埋伏した第三大臼歯は，おそらく歯の存在自体によってある程度の骨喪失を伴うものの，歯周ポケット形成の原因とはなりにくいと考えられます．むしろ，骨内埋伏智歯の予防的抜歯に伴う骨削除の侵襲を考えれば，第二大臼歯遠心の支持骨をさらに減少させてしまう可能性が高いでしょう．

ただし，このエビデンスをそのまま受け入れてしまうことにも危うさはあります．画像検査や歯周組織検査だけでは骨内埋伏か軟組織内埋伏かの境界は曖昧で，第二大臼歯遠心の歯周ポケットが何に由来するか判断がつかないケースもあるからです．このような場合は1時点の所見のみで判断せず，まずは歯周基本治療への反応性を確認して，改善がほとんど認められなければ埋伏歯を抜歯，改善傾向があれば歯周外科治療で対応するという段階的な判断も有効です．

また，たとえ第三大臼歯が萌出していても，スペース不足のため位置異常や低位萌出を認めるパターンは多く，やはりブラッシングがうまくできなければ，プラーク付着因子としてのリスクを伴います．例えば，**図16A**に示す広汎型重度慢性歯周炎の症例（38歳男性）では，上下左右の第三大臼歯は完全萌出しており，咬合にも参加していましたが，第二大臼歯遠心面の歯周病リスクとして明らかに関与していると判断しました．数回の口腔衛生指導の末，「患者さんのセルフケアは困難」と主治医と歯科衛生士，患者の3者で意見を共有したため，結果的にすべての第三大臼歯を抜歯することになりました．他方，広汎型重度侵襲性歯周炎の症例（25歳女性）においても萌出した第三大臼歯と第二大臼歯に深い歯周ポケットを認めましたが，こちらは歯周基本治療によってPPD ≦ 3 mm，BOP（−）に改善したため抜歯は行わず，5年経過後も良好に維持されています（**図16B**）．

第4講 インスツルメンテーション後の治癒とその維持

図15 第三大臼歯が，隣接する第二大臼歯遠心の病変発生に関わるリスク（Nunn 2013）[49]

(A) 第三大臼歯の状態別に分類した第二大臼歯の病変発生確率に対する生存曲線プロット

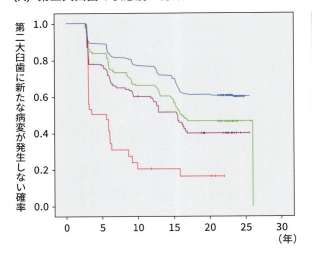

(B) 隣接する第二大臼歯の病変発生リスクを示す生存解析

第三大臼歯の状態	相対リスク	95%信頼区間	p^a
遠心の骨喪失 ≧ 20%			
欠損歯	参考値	—	<.001
萌出歯	1.49	0.96～2.31	
軟組織内埋伏歯	9.15	4.63～18.1	
骨内埋伏歯	3.09	1.83～5.22	
遠心のプロービングデプス > 4 mm			
欠損歯	参考値	—	<.001
萌出歯	1.87	1.25～2.79	
軟組織内埋伏歯	6.41	2.92～14.1	
骨内埋伏歯	1.60	0.96～2.67	

軟組織内埋伏智歯は，第二大臼歯の病変発生リスクを増加させる

図16 プラークコントロールの可否による萌出した第三大臼歯の抜歯判断

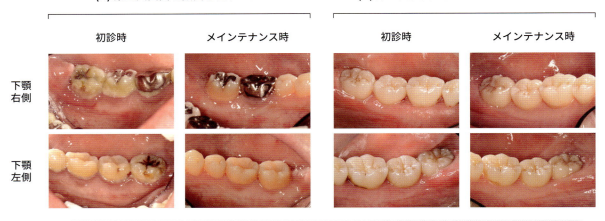

第三大臼歯が萌出していても，プラーク付着因子としてのリスクがある場合には抜歯を検討する

図17 ホープレス歯（2|1）の抜歯後に隣在歯（1）で生じた歯槽骨添加

初診時

	2				1			1			2	
PPD	11	11	12	2	2	2	10	2	2	2	1	2
BOP	9	11	12	3	2	2	12	11	12	2	2	2
動揺度		3			1			3			1	

メインテナンス移行8年後

	2			1			1			2		
PPD				2	2	2				2	2	2
BOP				3	2	3				2	2	2
動揺度					1						1	

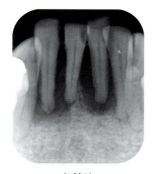 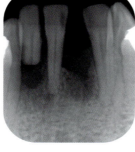 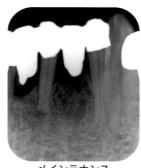 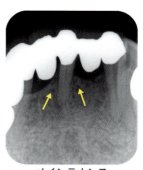

初診時　　　　　歯周基本治療後　　　　メインテナンス移行時　　　メインテナンス移行8年後

3 いわゆる「妥協的メインテナンス」について

　歯科医師が抜歯の適応と判断しても，患者さんが抜歯に否定的であればその歯は保存され，場合によってはメインテナンスで長期に経過を追い続けることになります．これは臨床で非常によく遭遇する状況でもあり，われわれは「妥協的メインテナンス」と呼んでいます．また，抜歯の適応か診断がつかない場合に，歯科医師自身がとりあえず残しておこうと考えるパターンもあるでしょう．もちろん，これらの判断は，患者さんに適切に現状を伝え，よく相談したうえで得られた納得ずくの結論であれば問題はありませんし，このようなことは日常臨床でもたびたび起こります．

　しかし，ホープレスの歯が存在し続けた場合，周囲の歯に影響はないのか，という疑問もあるでしょう．ICT（infiltrated connective tissue：浸潤性結合組織）の法則として，歯周組織の炎症はプラークから約2mmの範囲で周囲結合組織に波及するため[50]，ホープレスの歯が存在し続けた場合に隣在歯との距離が近ければ，無関係の隣在歯を巻き込んで歯周病を誘発するという考え方は，理論上は起こりうるように思われます．確かに，臨床ではホープレスな歯を抜歯することで周辺組織に骨添加が生じたり，歯周ポケットが浅くなることもあります．私もホープレス歯を抜歯後，X線上では明らかに保存不可能と診断されるような隣在歯に，劇的な歯槽骨添加が生じたケースに遭遇したことがあります（図17）．

　この疑問を明らかにするため，Machteiら[51]は，最初の検査から最低24か月以上経過した未治療のホープレス歯145本を保存した場合（82本）と抜歯した場合（63本）に分け，その隣在歯への影響を後ろ向き（平均4.01年）に評価しています（図18）．ホープレス歯は，X線写真上で隣接面部またはIII度根分岐部病変における歯槽骨の高さが50％以上喪失していることと定義されました．その結果，保存したホープレス歯の年間骨吸収量は保存群で3.42％，そして隣在歯の骨吸収量はホープレス歯保存群で3.12％，抜歯群で0.23％であったことから，「ホープレス歯を抜去することで隣在歯の予後が良くなる」ことが示唆されました．ただし，この研究では歯周治療を一切行っておらず，口腔衛生の水準はかなり低かったことが予想されます．

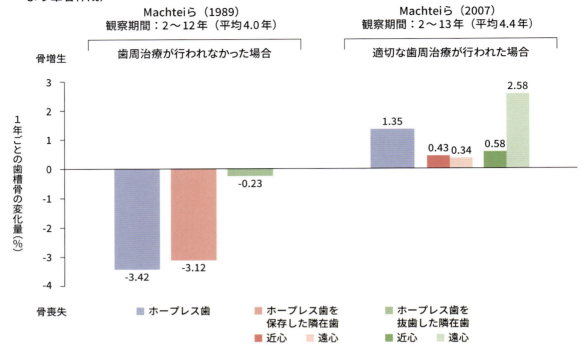

図18 ホープレス歯を保存した場合と抜歯した場合の隣在歯の予後（Machtei 1989, Machtei 2007のデータより筆者作成）[51, 52]

歯周治療が適切に行われれば，ホープレス歯の保存が隣在歯の歯周病を増悪させることはないが，放置された場合は大きなリスクとなる．Machteiら（1989）の論文では1年ごとの骨変化量（％）のみが提示されているが，ここでは1989年と2007年のデータを比較するため，Machteiら（2007）が報告した観察期間中の総変化量を平均観察年数で除して，便宜的に1年ごとの骨変化量（％）を算出してグラフを作成した．また，骨変化量（％）は「歯根長（セメント-エナメル境から根尖までの距離）に対する隣接面の歯槽骨高さの割合」として評価された

一方で，同じMachteiら[52]のグループは，歯周外科治療後2年以上経過したホープレス歯110本とその隣在歯を後ろ向き（平均4.40年）に観察し，ホープレス歯を保存した場合（57本）と抜歯した場合（53本）に分けて予後を比較しました．すべての患者に歯周基本治療が行われた後，PPD≧6mmが残存した部位にはフラップ手術が適用され，術後は3～6か月ごとに口腔衛生指導を含むメインテナンスが継続されました．結果は前述の1989年の研究[51]とは対照的に，隣在歯ではホープレス歯保存群で平均0.28～0.29mm（近心1.88％，遠心1.50％），抜歯群で0.71～1.14mm（近心1.50％，遠心11.36％）の骨増生が生じ，抜歯群で大きい傾向を示しました．さらに，保存したホープレス歯においても術後0.82mm（5.94％）の骨量増加を示しました．

同様に，歯周治療後に平均3.5年（DeVoreら[53]）および平均8.4年（Wojcikら[54]）にわたり追跡した前向き研究では，隣在歯においてホープレス歯に隣接する歯間部歯面と隣接しない歯間部歯面を比較し，抜歯側における短期的なPPDの改善を除けば，両部位のPPDと歯槽骨量の変化に差はなかったことを明らかにしています．

したがって，これらの研究を比べてみると，同じホープレス歯であっても，適切な歯周治療と予防管理を受けているかどうかで隣在歯の予後はまったく異なることがわかります．また，保存しても隣在歯のプラークコントロールができるか否かの判断も大切となります．おそらく，Machteiら[51]による前者の論文で報告された骨吸収の進行は，その歯がホープレスか否かにかかわらず，深い歯周ポケットや骨縁下欠損，根分岐部病変など歯周病の進行リスクが高い部位を，歯周治療を行わずに放置したことが原因でしょう．

以上のように，これまでの臨床研究では，ホープレスと判断された歯の隣在歯は，プラークコントロールとインスツルメンテーションが適切であれば，隣在歯のアタッチメントロスを予防できることが示唆されています．したがって，ホープレスな歯を抜歯するメリットとしては，①アタッチメントロスが進行して動揺が増加したことによる咀嚼時の不快感の改善，②隣在歯のプラークコントロールの改善，③その他，将来的に予想しうるさまざまなトラブルの回避，などが考えられます．

さて，前述した症例（図17）では，実は初診時における隣在歯（1）の歯周ポケットはすべて3mm以下，BOPも陰性で，X線上の重度骨吸収像とは明らかに食い違った不可解な点がありました．真実は定かではありませんが，下顎前歯部など互いに距離が近い歯の歯周病が進行することで，臨床的に炎症のない無関係な歯であっても，画像上でその周囲骨の透過性が増加し，あたかも骨吸収しているかのように見えることがあるようです．

いずれにせよ，「ホープレス」の決定は歯科医師がYESかNOの2択でしているわけですが，実際には歯周病を重症化させたさまざまなリスクファクターが共存しているはずです．そうしたリスクの中で，例えば，歯の病的移動や暫間固定に用いた材料，歯肉の疼痛など，隣在歯のプラークコントロールを妨げプラーク付着を促進する要素があったならば，患者さんと相談して，歯を保存し続けるかどうか，適宜方針の変更も必要となるでしょう．言い換えれば，プラークコントロールを主体としたメインテナンスが適切に遂行されている限り，歯周組織の健康はほとんどの場合で守られると言えるでしょう．

6 メインテナンスのプラン

長い人生において，メインテナンスに費やす時間は動的歯周治療よりもはるかに長く，口腔衛生へのモチベーションや口腔内の状態も，患者さんのライフステージや心情次第で目まぐるしく変化します．メインテナンスのプランは，それらの変化に合わせて構築していく必要があります．

歯周治療後のメインテナンスは，「3か月ごと」が原則と考えられています．実は，この3か月ごとという考え方も，冒頭で紹介したAxelssonらが，患者さんの通いやすさを考慮して暫定的に定めたものだと言われています[55]．もちろん，論文上では3か月間隔のメインテナンスで重度歯周病の患者さんを良好に維持した結果が示されているわけですが，3か月というのはあくまで目安です．例えば，プラークコントロールが高水準で炎症の徴候がなければ4〜6か月ごとでも問題ないと判断する場合もありますし，高い進行リスクを抱えた部位や歯周外科などの再治療後であれば2〜4週に1回と間隔を短くすることもあります．

Langら[56]は，歯周治療後の残存リスク（PPD≧5mmの部位数，BOPの割合，骨吸収年齢比，喪失歯数，全身性疾患，喫煙の6項目）に応じてメインテナンス間隔を決めるためのリスク評価ツールを開発していますが，部位や1歯ごとのリスクは反映しておらず，このツールだけでは対応できないケースも多いため，あまり普及していません．現状では，メインテナンスの頻度を決定するためのコンセンサスはなく，患者さんの状況に応じて柔軟に変更する必要があります．

文献

1. 日本歯周病学会 編. 歯周治療のガイドライン2022. 医歯薬出版，2022.
2. Jenkins WM, Said SH, Radvar M, Kinane DF. Effect of subgingival scaling during supportive therapy. J Clin Periodontol. 2000; 27(8): 590–596.
3. Angst PDM, Finger Stadler A, Mendez M, Oppermann RV, van der Velden U, Gomes SC. Supportive periodontal therapy in moderate-to-severe periodontitis patients: A two-year randomized clinical trial. J Clin Periodontol. 2019; 46(11): 1083–1093.
4. Flemmig TF, Petersilka GJ, Mehl A, Hickel R, Klaiber B. Working parameters of a magnetostrictive ultrasonic scaler influencing

root substance removal in vitro. J Periodontol. 1998; 69(5): 547–553.

5. Flemmig TF, Petersilka GJ, Mehl A, Hickel R, Klaiber B. The effect of working parameters on root substance removal using a piezoelectric ultrasonic scaler in vitro. J Clin Periodontol. 1998; 25(2): 158–163.

6. Ritz L, Hefti AF, Rateitschak KH. An in vitro investigation on the loss of root substance in scaling with various instruments. J Clin Periodontol. 1991; 18(9): 643–647.

7. Magnusson I, Lindhe J, Yoneyama T, Liljenberg B. Recolonization of a subgingival microbiota following scaling in deep pockets. J Clin Periodontol. 1984; 11(3): 193–207.

8. Nyman S, Rosling B, Lindhe J. Effect of professional tooth cleaning on healing after periodontal surgery. J Clin Periodontol. 1975; 2(2): 80–86.

9. Needleman I, Garcia R, Gkranias N, Kirkwood KL, Kocher T, Iorio AD, Moreno F, Petrie A. Mean annual attachment, bone level, and tooth loss: A systematic review. J Clin Periodontol. 2018; 45 Suppl 20: S112–S129.

10. Axelsson P, Lindhe J. Effect of controlled oral hygiene procedures on caries and periodontal disease in adults. J Clin Periodontol. 1978; 5(2): 133–151.

11. Axelsson P, Lindhe J. Effect of controlled oral hygiene procedures on caries and periodontal disease in adults. Results after 6 years. J Clin Periodontol. 1981; 8(3): 239–248.

12. Axelsson P, Lindhe J, Nyström B. On the prevention of caries and periodontal disease. Results of a 15-year longitudinal study in adults. J Clin Periodontol. 1991; 18(3): 182–189.

13. Axelsson P, Nyström B, Lindhe J. The long-term effect of a plaque control program on tooth mortality, caries and periodontal disease in adults. Results after 30 years of maintenance. J Clin Periodontol. 2004; 31(9): 749–757.

14. Waerhaug J. The interdental brush and its place in operative and crown and bridge dentistry. J Oral Rehabil. 1976; 3(2): 107–113.

15. Waerhaug J. Healing of the dento-epithelial junction following subgingival plaque control. II: As observed on extracted teeth. J Periodontol. 1978; 49(3): 119–134.

16. Williams KB, Cobb CM, Taylor HJ, Brown AR, Bray KK. Effect of sonic and mechanical toothbrushes on subgingival microbial flora: a comparative in vivo scanning electron microscopy study of 8 subjects. Quintessence Int. 2001; 32(2): 147–154.

17. Badersten A, Nilveus R, Egelberg J. Scores of plaque, bleeding, suppuration and probing depth to predict probing attachment loss. 5 years of observation following nonsurgical periodontal therapy. J Clin Periodontol. 1990; 17(2): 102–107.

18. Claffey N, Nylund K, Kiger R, Garrett S, Egelberg J. Diagnostic predictability of scores of plaque, bleeding, suppuration and probing depth for probing attachment loss. 3 1/2 years of observation following initial periodontal therapy. J Clin Periodontol. 1990; 17(2): 108–114.

19. Egelberg J. Periodontics: The Scientific Way — Synopses of Clinical Studies, 3rd ed. OdontoScience, 1999.

20. Matuliene G, Pjetursson BE, Salvi GE, Schmidlin K, Brägger U, Zwahlen M, Lang NP. Influence of residual pockets on progression of periodontitis and tooth loss: Results after 11 years of maintenance. J Clin Periodontol. 2008; 35(8): 685–695.

21. Joss A, Adler R, Lang NP. Bleeding on probing. A parameter for monitoring periodontal conditions in clinical practice. J Clin Periodontol. 1994; 21(6): 402–408.

22. Karayiannis A, Lang NP, Joss A, Nyman S. Bleeding on probing as it relates to probing pressure and gingival health in patients with a reduced but healthy periodontium. A clinical study. J Clin Periodontol. 1992; 19(7): 471–475.

23. Lang NP, Joss A, Orsanic T, Gusberti FA, Siegrist BE. Bleeding on probing. A predictor for the progression of periodontal disease? J Clin Periodontol. 1986; 13(6): 590–596.

24. Chapple ILC, Mealey BL, Van Dyke TE, Bartold PM, Dommisch H, Eickholz P, Geisinger ML, Genco RJ, Glogauer M, Goldstein M, Griffin TJ, Holmstrup P, Johnson GK, Kapila Y, Lang NP, Meyle J, Murakami S, Plemons J, Romito GA, Shapira L, Tatakis DN, Teughels W, Trombelli L, Walter C, Wimmer G, Xenoudi P, Yoshie H. Periodontal health and gingival diseases and conditions on an intact and a reduced periodontium: Consensus report of workgroup 1 of the 2017 World Workshop on the Classification of Periodontal and Peri-Implant Diseases and Conditions. J Clin Periodontol. 2018; 45 Suppl 20: S68–S77.

25. Trombelli L, Farina R, Silva CO, Tatakis DN. Plaque-induced gingivitis: Case definition and diagnostic considerations. J Clin Periodontol. 2018; 45 Suppl 20: S44–S67.

26. Papapanou PN, Wennström JL. The angular bony defect as indicator of further alveolar bone loss. J Clin Periodontol. 1991; 18(5): 317–322.

27. Pontoriero R, Nyman S, Lindhe J. The angular bony defect in the maintenance of the periodontal patient. J Clin Periodontol. 1988; 15(3): 200–204.

28. Becker W, Becker BE, Ochsenbein C, Kerry G, Caffesse R, Morrison EC, Prichard J. A longitudinal study comparing scaling, osseous surgery and modified Widman procedures. Results after one year. J Periodontol. 1988; 59(6): 351–365.

29. Becker W, Becker BE, Caffesse R, Kerry G, Ochsenbein C, Morrison E, Prichard J. A longitudinal study comparing scaling, osseous surgery, and modified Widman procedures: results after 5 years. J Periodontol. 2001; 72(12): 1675–1684.

30. Rosling B, Nyman S, Lindhe J, Jern B. The healing potential of the periodontal tissues following different techniques of periodontal

surgery in plaque-free dentitions. A 2-year clinical study. J Clin Periodontol. 1976; 3(4): 233–250.

31. Kaldahl WB, Kalkwarf KL, Patil KD, Molvar MP, Dyer JK. Long-term evaluation of periodontal therapy: I. Response to 4 therapeutic modalities. J Periodontol. 1996; 67(2): 93–102.

32. Sculean A, Kiss A, Miliauskaite A, Schwarz F, Arweiler NB, Hannig M. Ten-year results following treatment of intra-bony defects with enamel matrix proteins and guided tissue regeneration. J Clin Periodontol. 2008; 35(9): 817–824.

33. Rosling B, Nyman S, Lindhe J. The effect of systematic plaque control on bone regeneration in infrabony pockets. J Clin Periodontol. 1976; 3(1): 38–53.

34. Brayer WK, Mellonig JT, Dunlap RM, Marinak KW, Carson RE. Scaling and root planing effectiveness: the effect of root surface access and operator experience. J Periodontol. 1989; 60(1): 67–72.

35. Fleischer HC, Mellonig JT, Brayer WK, Gray JL, Barnett JD. Scaling and root planing efficacy in multirooted teeth. J Periodontol. 1989; 60(7): 402–409.

36. Tomasi C, Leyland AH, Wennström JL. Factors influencing the outcome of non-surgical periodontal treatment: a multilevel approach. J Clin Periodontol. 2007; 34(8): 682–690.

37. Salvi GE, Mischler DC, Schmidlin K, Matuliene G, Pjetursson BE, Brägger U, Lang NP. Risk factors associated with the longevity of multi-rooted teeth. Long-term outcomes after active and supportive periodontal therapy. J Clin Periodontol. 2014; 41(7): 701–707.

38. Graetz C, Schutzhold S, Plaumann A, Kahl M, Springer C, Sälzer S, Holtfreter B, Kocher T, Dörfer CE, Schwendicke F. Prognostic factors for the loss of molars--an 18-years retrospective cohort study. J Clin Periodontol. 2015; 42(10): 943–950.

39. Blomlöf L, Jansson L, Appelgren R, Ehnevid H, Lindskog S. Prognosis and mortality of root-resected molars. Int J Periodontics Restorative Dent. 1997; 17(2): 190–201.

40. Dommisch H, Walter C, Dannewitz B, Eickholz P. Resective surgery for the treatment of furcation involvement: A systematic review. J Clin Periodontol. 2020; 47 Suppl 22: 375–391.

41. Svärdström G, Wennström JL. Periodontal treatment decisions for molars: an analysis of influencing factors and long-term outcome. J Periodontol. 2000; 71(4): 579–585.

42. Casarin RC, Del Peloso Ribeiro E, Nociti FH Jr, Sallum AW, Sallum EA, Ambrosano GM, Casati MZ. A double-blind randomized clinical evaluation of enamel matrix derivative proteins for the treatment of proximal class-II furcation involvements. J Clin Periodontol. 2008; 35(5): 429–437.

43. Jepsen S, Gennai S, Hirschfeld J, Kalemaj Z, Buti J, Graziani F. Regenerative surgical treatment of furcation defects: A systematic review and Bayesian network meta-analysis of randomized clinical trials. J Clin Periodontol. 2020; 47 Suppl 22: 352–374.

44. Pontoriero R, Lindhe J. Guided tissue regeneration in the treatment of degree II furcations in maxillary molars. J Clin Periodontol. 1995; 22(10): 756–763.

45. Reddy MS, Aichelmann-Reidy ME, Avila-Ortiz G, Klokkevold PR, Murphy KG, Rosen PS, Schallhorn RG, Sculean A, Wang HL. Periodontal regeneration — furcation defects: a consensus report from the AAP Regeneration Workshop. J Periodontol. 2015; 86(2 Suppl): S131–133.

46. Bühler H. Evaluation of root-resected teeth. Results after 10 years. J Periodontol. 1988; 59(12): 805–810.

47. Langer B, Stein SD, Wagenberg B. An evaluation of root resections. A ten-year study. J Periodontol. 1981; 52(12): 719–722.

48. Lindhe J, Nyman S. The effect of plaque control and surgical pocket elimination on the establishment and maintenance of periodontal health. A longitudinal study of periodontal therapy in cases of advanced disease. J Clin Periodontol. 1975; 2(2): 67–79.

49. Nunn ME, Fish MD, Garcia RI, Kaye EK, Figueroa R, Gohel A, Ito M, Lee HJ, Williams DE, Miyamoto T. Retained asymptomatic third molars and risk for second molar pathology. J Dent Res. 2013; 92(12): 1095–1099.

50. Waerhaug J. The angular bone defect and its relationship to trauma from occlusion and downgrowth of subgingival plaque. J Clin Periodontol. 1979; 6(2): 61–82.

51. Machtei EE, Zubrey Y, Ben Yehuda A, Soskolne WA. Proximal bone loss adjacent to periodontally "hopeless" teeth with and without extraction. J Periodontol. 1989; 60(9): 512–515.

52. Machtei EE, Hirsch I. Retention of hopeless teeth: the effect on the adjacent proximal bone following periodontal surgery. J Periodontol. 2007; 78(12): 2246–2252.

53. DeVore CH, Beck FM, Horton JE. Retained "hopeless" teeth. Effects on the proximal periodontium of adjacent teeth. J Periodontol. 1988; 59(10): 647–651.

54. Wojcik MS, DeVore CH, Beck FM, Horton JE. Retained "hopeless" teeth: lack of effect periodontally-treated teeth have on the proximal periodontium of adjacent teeth 8-years later. J Periodontol. 1992; 63(8): 663–666.

55. Axelsson P, Lindhe J. The significance of maintenance care in the treatment of periodontal disease. J Clin Periodontol. 1981; 8(4): 281–294.

56. Lang NP, Tonetti MS. Periodontal risk assessment (PRA) for patients in supportive periodontal therapy (SPT). Oral Health Prev Dent. 2003; 1(1): 7–16.

プラス **1**（補講）

　ところで，今日の講義では**「縁上ファースト」**という言葉をたびたび使ってきました．患者さん自身による歯肉縁上のプラークコントロールの大切さをわかりやすく表現，そして強調したつもりです．

　学生時代に受けた教育，国家試験の準備，研修医での教育プログラムや卒後教育，成書や論文などを通じて，「縁上ファースト」の必要性と重要性は皆さんも十分にアタマで理解していると思います．私もそうでした．

　そして多くの仲間たちと同様，皆さんもキャリアを積んでたくさんの症例を経験し，その予後を観察する機会が多くなると，そのことはアタマでの理解だけでなく，身をもって"体感"することでしょう．予後が悪いと判断していた歯に残せるチャンスが出てきた，歯肉が改善して口腔内環境が劇的に回復してきた，途方に暮れていた治療計画に光明が差してきた，などなど．何より，患者さん自身が変わってくることも経験するはずです．こういった"体感"はアタマでの"理解"をはるかに超えます．

　プラークコントロールの改善は，今日皆さんが学んだデブライドメントの結果に直接影響を与えます．デブライドメントだけでなく，その後に必要となるかもしれない歯周外科やメインテナンス，また矯正治療や歯の修復処置の予後にも直接影響します．逆に，プラークコントロールの改善なき歯科治療は意味がありません．それどころか，患者さんの状態を悪化させかねません．「縁上ファースト」を実践することは，デブライドメントをしっかり行うこと以上に大切なのです．

　患者さん自身のプラークコントロールの改善については，多くの専門家がさまざまなアプローチを提唱しています．ご自身にとって最も効率的で効果的なアプローチに出会うことが大切と思います．ただ1点，皆さんにアドヴァイスできること，それは「患者さんに興味を持つ」ということです．それがあれば患者さんとコミュニケーションが取れ，良好な関係を築くことができ，患者さんの行動改善の確率を飛躍的に上昇させます．何より私たちの仕事がとても楽しくなります．仕事が楽しい人生はとても幸せだと思います．

　今日の話が皆さんの明日からの仕事に少しでも役立つことを願いつつ，講義を終了したいと思います．お疲れ様でした．

あとがき

2015年にちょっとしたご縁から台湾で2日間，アジアのオピニオンリーダー向けに開催された超音波インスツルメントのトレーニングコースを受講する機会を得た．続く2016年にはロンドンで，主にヨーロッパの教育担当者向けの3日間コースへご招待いただいた．それまでも自分なりに使えているつもりではあったが，びっくりすることが多々あった．超音波インスツルメントが，インスツルメンテーションの主役になりうることを実感した．敗戦処理だった投手が立派な先発投手になれることに気づいたようなものである．

これらの機会を通して自分が得た知識を国内の仲間とシェアするべきと考え，大学の垣根，立場の違いを一切考慮せず，ただ好奇心に満たされたメンバーを集め，超音波インスツルメンテーションの教育チームの育成を始めた（今回執筆してくれた3人は，そのメンバーの一部である）．現在では各メンバーが独立して，ほぼ全国で活動してくれている．私自身も国内での活動が評価され，その後台北，高雄，香港，マニラなどで超音波インスツルメントとそのテクニックを広める機会をいただき，アジアの歯科界の熱と将来性を体感することができた．

わが国では，最先端のペリオといえば歯周外科やインプラント治療を中心とした派手な術式や画期的な材料が注目を集めがちである．しかしわれわれが見失ってはいけないのは，「歯周組織の病的アタッチメントロスの予防と治療」ができたうえで初めてそういった最先端のテクニックが効果を発揮してくれるということだ．

卒業以来，主に歯周病を専門に歩んできたが，そのキャリアとともに歯周外科のケースの割合がだんだん少なくなってきた．それには2つの理由がある．1つは診断・判断の能力が向上したこと．エビデンスや自身の臨床経験を通じて，また患者さんたちとの長い付き合いのなかから，患者さん個々の"ライフプラン"を考え，手術を避けたほうがメリットがあると判断するケースが増えた．そのためのキーは「問診とプロービング」である．もう1つは，医院全体の歯周基本治療の能力が向上したためであろう．決して神の手を持ったセラピストがいるわけではない．医院のマネジメントを工夫したことにより，医院の医療資源，つまりヒトやモノや時間を患者さんのプラークコントロールの改善に使えるようになった．セルフケアが改善すると，歯肉縁下のインスツルメンテーションの難易度は格段に下がり，治療の効率は上がり，そして何よりも結果が劇的に改善する．

つまり，本書の内容が本当に役立つケースは，患者さんのセルフケアが改善し，維持されているときである．これを最後のメッセージとして本書をお読みになった仲間たちへ伝えたい．

最後に，本書を出すにあたり，デンツプライシロナ株式会社，白水貿易株式会社，EMS Japan株式会社，株式会社ナカニシの製品担当者の方々にご協力いただきました．深くお礼申し上げます．いつか，学会と企業が協力し合ってアカデミックなコンセプトを共有した歯科医師・歯科衛生士向けの"オールジャパン"の教育プログラムを創っていただけたらと願います．

2024年夏

執筆者代表　大野純一

索引

あ

アクティブエリア . . . . 62，63
アタッチメントロス 108
イリゲーション 63
インスツルメンテーション 82
　2回目の── 94
　再評価後の── 94
　──の定義 86
エアアブレージョン 95
エナメル真珠 . . . . 52，53，112
　──の発現率 54
エナメル突起 . . . . 49，50，112
　──の形態 52
　──の発現率 . . . . 51，52
　──の Grade 分類 50
縁上ファースト . . . . 92，100，122
遠心舌側根 40
オーバーインスツルメンテーション 88

か

カールスタードスタディ 106
ガイデッドペリオドンタルインフェクションコントロール . . 91
下顎犬歯 31
下顎小臼歯 33
　──の根面溝・陥凹の形状 36
　──の根面溝の起始部 37
　──の根面溝発現率 36
　──の歯根形態 35
　──の歯根数 35
下顎前歯 28
　──の根面溝発現率 32
　──の歯根数 31
　──の歯根長 29
下顎側切歯 30
下顎第一小臼歯 33
　3根の── 36
下顎第一大臼歯 38
　3根の── . . . . 40，112
　──の根間稜の発現率 48
　──の根分岐部開口部 42
下顎大臼歯 38
　──根分岐部の位置 43
　──の根面溝発現率 41
　──の歯根数 40
　──の歯根長 38
　──の歯根離開度 42
下顎第二小臼歯 34
下顎第二大臼歯 39

下顎中切歯 29
陥凹 45
　──発現率
　　上顎大臼歯の── 24
喫煙 113
キャビテーション 64
クリニカルアタッチメントレベル 83
犬歯
　下顎── 31
　上顎── . . . . 13，14，15
口蓋側根面溝 . . . . 15，46，47
　──の発現率 47
骨縁下欠損 109
骨切除 110
根間稜 . . . . 16，19，23，25，41，47，48，112
　──の発現率
　　下顎第一大臼歯の── 48
コンタクトポイント . . . . 26，58，59
コンプライアンス 113
根分岐部 26
　──開口部 . . . . 26，42
　　下顎第一大臼歯の── 42
　　上顎第一大臼歯の── 27
　──の位置 . . . . 26，43，55
　　下顎大臼歯── 43
　　上顎大臼歯── 28
根分岐部病変 . . . . 19，75，111
根面溝 . . . . 45，55，58，59
　──の起始部
　　下顎小臼歯の── 37
　──発現率 46
　　下顎小臼歯の── 36
　　下顎前歯の── 32
　　下顎大臼歯の── 41
　　上顎小臼歯の── 20
　　上顎前歯の── 15
根面溝・陥凹の形状
　下顎小臼歯の── 36

さ

最小有効出力 70
再評価後のインスツルメンテーション 94
歯科用レーザー 96
歯根形態 . . . . 58，59
　下顎小臼歯の── 35
　上顎小臼歯の── . . . . 17，18
歯根数 . . . . 55，58，59
　下顎小臼歯の── 35
　下顎前歯の── 31

下顎大臼歯の—— 40
上顎小臼歯の—— 19
上顎前歯の—— 15
上顎大臼歯の—— 25
歯根長 .... 54，58，59
下顎前歯の—— 29
下顎大臼歯の—— 38
上顎小臼歯の—— 17
上顎前歯の—— 12
上顎大臼歯の—— 24
歯根離開度 .... 25，41
下顎大臼歯の—— 42
歯周炎 82
——の発症機序 83
歯周基本治療 82
——の手順 90
歯周組織再生療法 110
歯周病のリスクファクター 107
歯肉縁下デブライドメント .... 100，101
歯肉縁上プラークコントロール 102
斜向ストローク .... 74，75
斜切痕 .... 14，15，46，47
——の発現率 47
周波数 62
上顎犬歯 .... 13，14，15
上顎小臼歯 16
——の根面溝発現率 20
——の歯根形態 .... 17，18
——の歯根数 19
——の歯根長 17
——の分岐部発現率 21
上顎前歯 12
——の根面溝発現率 15
——の歯根数 15
——の歯根長 12
上顎側切歯 .... 12，14
上顎第一小臼歯 16
3 根の—— 19
上顎第一大臼歯 .... 22，23
——の根分岐部開口部 27
上顎大臼歯 22
——根分岐部の位置 28
——の陥凹発現率 24
——の歯根数 25
——の歯根長 24
上顎第二小臼歯 .... 18，20
上顎第二大臼歯 23
上顎中切歯 .... 12，13
小臼歯
下顎—— 33

上顎—— 16
消去モーション 74
浸潤性結合組織 117
垂直ストローク .... 74，75
水平ストローク .... 74，75
スケーリング 86
スケーリングフェーズ .... 68，72
象牙質知覚過敏 87
側切歯
下顎—— 30
上顎—— .... 12，14
染め出し .... 103，104

た

第一小臼歯
下顎—— 33
上顎—— 16
第一大臼歯
下顎—— 38
上顎—— .... 22，23
——の根分岐部開口部 27
大臼歯
下顎—— 38
上顎—— 22
第三大臼歯 .... 115，116
第二小臼歯
下顎—— 34
上顎—— .... 18，20
第二大臼歯
下顎—— 39
上顎—— 23
妥協的メインテナンス 117
段階的アプローチ .... 67，68
チップ 68
非純正—— 78
弯曲型—— .... 68，69
——の動き 67
ピエゾタイプの—— 66
マグネットタイプの—— 66
——の接触圧 73
——の接触角度 73
——の選択 67
——の断面形態 67
——の直径 67
——の摩耗 77
チャネリングテクニック .... 74，75
注水 70
中切歯
下顎—— 29

上顎── .... 12，13
超音波インスツルメント 62
　──のパワー設定 70
超音波振動 62
ディスバイオーシス 82
デブライドメント 86
　歯肉縁下── 100
　歯肉縁上── 101
デブライドメントフェーズ 72
樋状根 .... 39，40，49
　変異型の── 50
トルクコントローラー 77

な

軟組織内埋伏智歯 115

は

抜歯 114
パワー設定 70
ハンドインスツルメント 89
ハンドピースの把持 .... 70，71
ピエゾタイプ .... 65，66
非純正チップ 78
プラークコントロール 102
　歯肉縁上── 102
フラップ手術 110
プロービング時の出血 109
プロービングポケットデプス 109
分岐部発現率
　上顎小臼歯の── 21
変異型の樋状根 50
変位振幅 .... 62，63
ホープレス歯 .... 117，118
ポケット閉鎖 84
　──率 .... 84，85

ま

マイクロストリーミング 64
埋伏智歯 115
　軟組織内── 115
マグネットタイプ .... 65，66
メインテナンス 100
　──間隔 119
モーション 74

消去── 74

や

癒合率 22
予防的抜歯 115

ら

リスクファクター
　歯周病の── 107
リスクプレディクター 107
ルートトランク .... 27，43，58，59
ルートプレーニング 86
レーザー 96
レストの確保 70

わ

ワーキングストローク 74
弯曲型チップ .... 68，69

欧文・数字

BOP 109
Er:YAG レーザー 96
Grade 分類
　エナメル突起の── 50
guided periodontal infection control: GPIC 91
infiltrated connective tissue: ICT 117
PPD 109
PTP 105
r コンセプト 71
Staged Approach .... 67，68
TPT 105
Turner の分類 .... 18，35
1 回法 91
　──の適応症 94
　──のデメリット 92
　──のメリット 91
　──のメリット，デメリット 93
2 回目のインスツルメンテーション 94
3 根
　──の下顎第一小臼歯 36
　──の下顎第一大臼歯 .... 40，112
　──の上顎第一小臼歯 19

"超音波"を攻略せよ
ペリオドンタル・デブライドメント
プラス1
ISBN978-4-263-44747-5

2024年9月25日 第1版第1刷発行

編著者 大 野 純 一
著 者 光 家 由紀子
　　　　加 藤 雄 大
　　　　倉 治 竜太郎
発行者 白 石 泰 夫
発行所 医歯薬出版株式会社
〒113-8612 東京都文京区本駒込1-7-10
TEL. (03)5395-7638(編集)・7630(販売)
FAX. (03)5395-7639(編集)・7633(販売)
https://www.ishiyaku.co.jp/
郵便振替番号 00190-5-13816

乱丁，落丁の際はお取り替えいたします　　　印刷・三報社印刷／製本・愛千製本所
Ⓒ Ishiyaku Publishers, Inc., 2024. Printed in Japan

本書の複製権・翻訳権・翻案権・上映権・譲渡権・貸与権・公衆送信権(送信可能化権を含む)・口述権は，医歯薬出版(株)が保有します．

本書を無断で複製する行為（コピー，スキャン，デジタルデータ化など）は，「私的使用のための複製」などの著作権法上の限られた例外を除き禁じられています．また私的使用に該当する場合であっても，請負業者等の第三者に依頼し上記の行為を行うことは違法となります．

[JCOPY] ＜出版者著作権管理機構 委託出版物＞

本書をコピーやスキャン等により複製される場合は，そのつど事前に出版者著作権管理機構（電話 03-5244-5088, FAX 03-5244-5089, e-mail:info@jcopy.or.jp）の許諾を得てください．